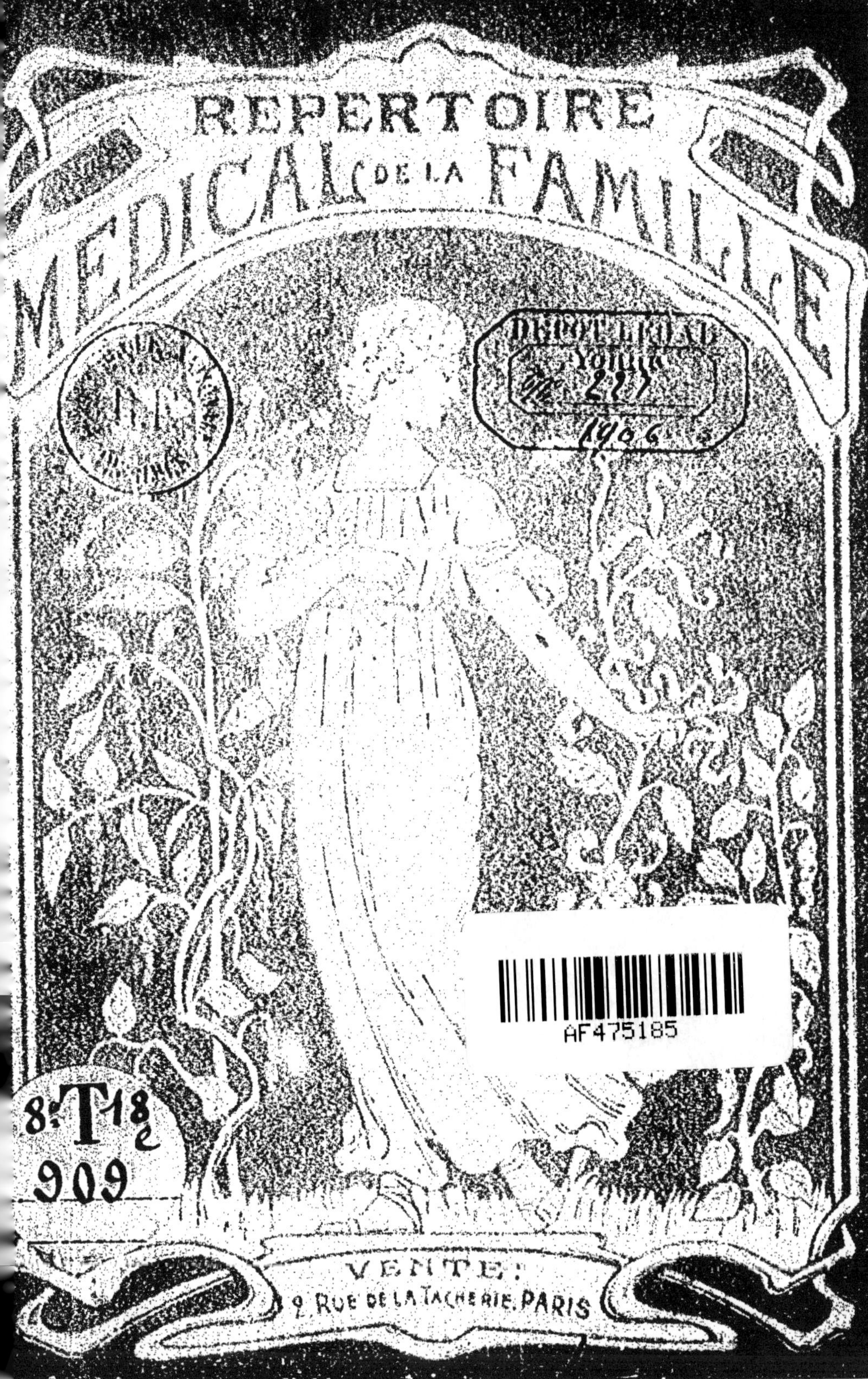
REPERTOIRE
MEDICAL DE LA FAMILLE
VENTE:
9, RUE DE LA TACHERIE. PARIS

RÉPERTOIRE MÉDICAL

DE LA

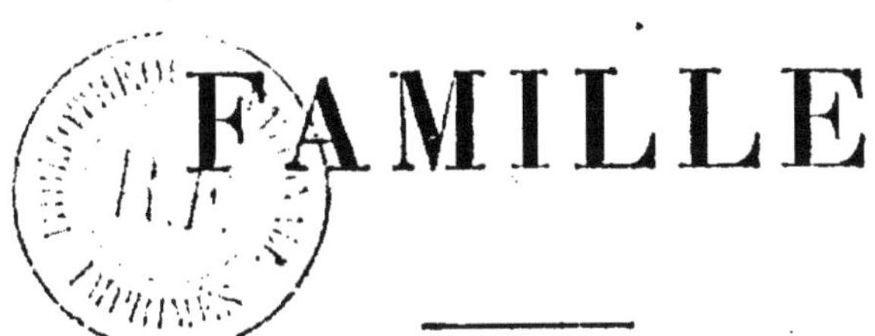

FAMILLE

Dr NYRDAHL

VENTE :
2, Rue de la Tacherie
PARIS

PRÉFACE

En parcourant la plupart des livres de médecine populaire, nous avons été frappés par ce fait que les auteurs ne semblaient pas avoir connaissance du public auquel ils s'adressaient.

Les uns composent des manuels où les mots techniques et les expressions médicales abondent à tel point qu'il est indispensable d'avoir un dictionnaire scientifique sous les yeux. D'autres, au contraire, tombent dans l'excès inverse, et se contentent d'explications vagues et peu claires, n'ayant avec la médecine que de très lointains rapports.

Nous avons cru devoir réagir contre ces deux courants, et tenir un juste milieu.

Le " Répertoire Médical de la Famille " *que nous présentons aujourd'hui au public n'est pas un ouvrage didactique, c'est-à-dire un traité des maladies les plus courantes.*

Ce n'est pas non plus un grossier recueil de formules populaires telles qu'on en trouve dans les calendriers, et qui font plaisir aux personnes ayant conservé la tradition des remèdes de jadis.

Le Répertoire Médical de la Famille *est un*

petit dictionnaire de poche aussi simple que possible, où chacun peut apprendre l' a. b. c. *de la médecine et puiser les renseignements qui lui sont nécessaires. La définition, la marche des maladies, leurs traitements, y sont indiqués en quelques notes brèves et concises, mais d'une justesse et d'une exactitude scrupuleuses en rapport avec les progrès de la science et de la médecine moderne.*

Notre Répertoire Médical *devra se trouver dans toutes les familles, il a place à tous les foyers. Néanmoins il est inutile de l'abandonner aux mains des enfants, bien que nous nous soyons efforcés le plus souvent de parler à mots couverts.*

Le "Répertoire Médical de la Famille" *devra être consulté au début d'une maladie, en cas d'accidents ou d'empoisonnements, pour donner les premiers soins aux malades et blessés. Bien entendu il faudra quérir le médecin, et c'est à lui qu'incombera la délicate mission de soigner et de diriger le traitement. Mais dans les contrées éloignées où les médecins sont rares, notre petit livre rendra, nous l'espérons, les plus grands services.*

Afin d'éviter de nombreuses redites, nous renvoyons fréquemment à d'autres articles. Nous y avons été obligés, eu égard au nombre restreint de pages qui composent notre manuel. Nous avons cherché à en rendre les divers paragraphes aussi intéressants que possible; aussi pensons-nous qu'ils peuvent être relus plusieurs fois sans fatigue.

Voici maintenant quelques conseils généraux utiles aux malades : En cas d'indispositions légères, ne pas hésiter à quitter tout travail, à garder le lit et à se mettre à la diète; on abrège ainsi considérablement la durée de la maladie. On doit toujours prendre sa température, pour être fixé sur le degré de fièvre.

Lorsque le praticien expérimenté viendra vous rendre visite, laissez-vous examiner avec soin. Ne répondez jamais avec mauvaise humeur aux questions qu'il posera, même les plus indiscrètes et les plus inutiles en apparence. Souvent ces renseignements lui permettront seuls d'établir un diagnostic complet de la maladie.

Dans votre convalescence, soyez raisonnable et ne reprenez pas trop vite votre alimentation, vos habitudes, et vos occupations courantes ; vous risqueriez autrement une rechute toujours grave.

Et, pour finir, un dernier conseil : ne faites jamais d'excès en aucune chose et vous ne connaîtrez jamais la maladie.

Nous souhaitons que nos lecteurs apprécient le " Répertoire Médical de la Famille ", *et s'ils en sont satisfaits, nous publierons dans la suite une nouvelle édition un peu plus complète et ornée de nombreuses figures.*

Dr NYRDAHL

ÉLÉMENTS D'ANATOMIE

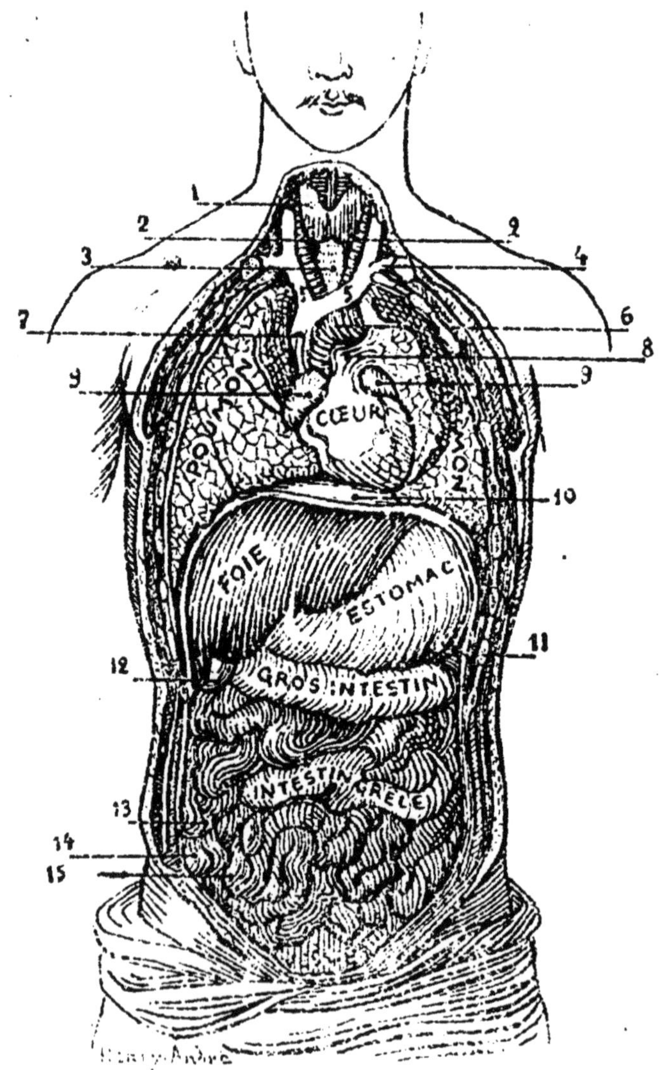

1 : Larynx. 2 : Artères carotides primitives. 3 : Trachée. 4 : Veine sous-clavière. 5 : Veines jugulaires. 6 : Crosse de l'aorte. 7 : Veine cave supérieure. 8 : Artère pulmonaire. 9 : Oreillettes. 10 : Diaphragme. 11 : Rate. 12 : Vésicule biliaire. 13 : Colon ascendant. 14 : Cæcum avec l'appendice vermiculaire. 15 : Iléon.

A

1. — ABCÈS. Amas de pus dans les organes. Il existe deux sortes d'abcès : les abcès chauds et les abcès froids.

Les abcès chauds surviennent à la suite de l'introduction sous la peau ou à l'intérieur des chairs, d'un microbe qui s'y développe et se reproduit, détruisant les tissus et élaborant des produits solubles (toxines) véritables poisons de l'organisme.

Ils se reconnaissent aux signes suivants : chaleur, rougeur, douleur et tuméfaction, accompagnés le plus souvent de fièvre.

Traitement : au début, appliquer des compresses d'eau très chaude dans laquelle on aura versé 5 grammes d'*aseptol* ou 0 gr. 50 de *sublimé* par litre ; frictions légères *à l'Argent Nyrdahl*, puis incision et pansements antiseptiques (§ 25 et 305).

Les abcès dentaires et les abcès de la gorge se soignent par les gargarismes antiseptiques (§ 25). fréquents et aussi chauds que possible ; le médecin devra presque toujours les ouvrir.

Les abcès froids, le plus souvent consécutifs à une affection osseuse (carie, nécrose, tuberculose, etc.), ont une évolution beaucoup plus lente.

Ils occasionnent peu de douleurs, sont longtemps méconnus et peuvent disparaître sans s'ouvrir au dehors. Mais en général l'état du malade va s'aggravant et nécessite l'intervention du chirurgien.

Traitement : bonne alimentation, bains salés. Prendre un dépuratif (voir § 129). Le médecin, dans certains cas, pourra être obligé de faire une ponction de la poche où s'est réuni le pus, et d'y injecter de l'*éther iodoformé.*

2. — **ABEILLES (Piqûres).** Laver à l'eau fraîche, retirer le dard avec une petite pince, et disposer un petit pansement. Si les piqûres sont en grand nombre, bains chauds, puis, après avoir retiré les aiguillons, saupoudrer de talc ou d'amidon.

3. — **ABSINTHE.** Plante qui forme la base d'un apéritif toxique par l'absinthine qu'elle renferme. Le principe extrait de l'absinthe est un poison convulsivant. L'absinthe est donc un des spiritueux les plus dangereux, qui finit par amener l'épilepsie et la folie (Lire l'article alcoolisme.).

Empoisonnement par l'absinthe (voir *ivresse*, § 243).

4. — **ACCOUCHEMENTS.** Avant, pendant et après l'accouchement, l'antisepsie et l'asepsie les plus rigoureuses sont obligatoires. L'inobservance des précautions hygiéniques suivantes peut entraîner les plus graves conséquences, notamment l'infection puerpérale, la péritonite, les hémorragies, etc.

La chambre dans laquelle se fera l'accouchement sera la même que celle que devra habiter la mère jusqu'à la fin de ses couches ; bien aérée, elle sera maintenue à une température modérée, de 17° environ, et sera débarrassée des objets encombrants et inutiles.

Le lit. Par dessus le matelas recouvert d'un drap, placer une toile cirée de 1 m. 50 sur 1 m., puis un drap plié en deux, un nouvel imperméable et un autre drap également plié en deux. La première garniture sera enlevée après la délivrance, la seconde sera laissée pendant la durée des couches.

Une grande quantité d'eau bien bouillie, *chaude* et *froide,* sera préparée d'avance.

Dès le début du travail, administrer un lavement glycériné.

Toilette. Après un savonnage soigneux des organes, on fera toutes les heures et chaque fois qu'on aura procédé à un examen, un lavage et une injection antiseptique à l'*asepto*l (0,25 p. 1000), au *thymol* (1 p. 1000), au *sublimé* (0,25 p. 1000).

En dehors du médecin et de la sage-femme, aucune autre personne ne devra intervenir dans l'accouchement.

Après la délivrance, la femme sera laissée au repos, la tête basse, les organes recouverts d'ouate aseptique ; elle devra prévenir le médecin ou la sage-femme dans le cas où elle perdrait abondamment du sang : il faudrait alors lui donner une injection très chaude (48°-50°).

5. — **ACNÉ**. Inflammation des glandes sébacées et pileuses de la peau qui peut amener des furoncles (clous), principalement chez les personnes ayant la peau grasse. *Traitement local :* Savonner 2 fois par jour, les parties malades, avec de l'eau chaude alcoolisée et employer un savon au soufre. Vider les petits boutons et les points noirs en les comprimant soit entre les ongles, soit avec une clef de montre. Puis, application de *Pelliséol*.

Traitement général : dépuratif par le *Vin de Moride* (aux plantes marines) ou *l'Algarine Nyrdahl*. Une bonne hygiène (§ 226). Purgatifs chaque mois ; régime des dyspeptiques (§ 349), et pas d'alcool. Douches et bains sulfureux.

6. — **ADÉNITE**. Gonflement ou inflammation des glandes, au cou, à l'aisselle, à l'aine.

1° Chez les personnes ayant des écorchures, excoriations ou coupures, l'adénite peut être accompagnée de lymphangite Les symptômes consistent en douleurs assez vives siégeant dans les régions riches en ganglions lymphatiques. Le toucher révèle de petites masses dures, isolées ou confluentes ; peu à peu la tuméfaction augmente, la peau devient rouge et chaude comme dans un abcès ordinaire, et peut donner issu à du pus plus ou moins mélangé de sang. Le *traitement* consiste en bains chauds, repos, frictions des glandes à *l'Argent Nyrdahl* et soins de propreté.

2° Chez les lymphatiques, les anémiques, les tuberculeux, les ganglions ne sont pas douloureux, mais un grand nombre d'entre eux s'enflamment à la fois ; leur tendance à la suppuration est moins accentuée que dans les cas précédents.

Traitement : régime fortifiant, bains de mer ou bains salés, exercice au grand air, *Vin de Moride* iodé (aux plantes marines) ou *Algarine.*

3° Chez les vénériens (syphilis, chancre mou). (Voir § 71 et § 391.)

7. — **AGE CRITIQUE**. *Retour d'âge,* ou *ménopause.* Traitement par l'*Elixir de Virginie* (voir § 353).

8. — **AIGREURS.** Renvois acides ou aigres des gaz de l'estomac, après ou entre les repas. *Traitement* par la diète, les purgatifs, les eaux de Vichy, de Vals, le *bicarbonate de soude* et le *charbon*, le régime des dyspeptiques (§ 349). Si les aigreurs proviennent d'un trouble d'estomac survenant au moment du retour d'âge, voir § 353.

9. — **ALBUMINURIE.** Présence de l'albumine dans les urines, amenant fréquemment de la bouffissure de la face, et du gonflement des membres, avec sensation de froid et de fourmillements dans les jambes. Provient d'une maladie de reins. *Traitement* par le *régime lacté intégral.*

10. — ALCOOLISME. C'est l'ensemble des accidents toxiques déterminés par les boissons alcooliques de tous genres. L'alcoolisme peut être aigu ou chronique. Avant d'énumérer les symptômes de l'empoisonnement conscient ou inconscient par l'alcool, nous devons dire quelques mots de l'alcool lui-même.

Les innombrables études et expériences effectuées depuis de longues années ont montré que sur la totalité de l'alcool absorbé, une partie est brûlée dans le corps, et l'autre éliminée par les urines et le poumon. On a donc été amené à conclure que c'était une source de force vive dans l'organisme, un véritable aliment en un mot. Mais si l'alcool augmente la production de chaleur et de force au début, la température et la fatigue sont quelque temps après très inférieures à ce qu'elles étaient auparavant; en sorte que l'alcool donne un coup de fouet passager, et que son action reste plus apparente que réelle. L'expérience suivante est très instructive et peut édifier le lecteur : pendant 4 semaines 2 équipes d'ouvriers de même force physique fournissent le même travail. La 1re équipe reçoit du vin à discrétion, la 2e de l'eau. Or pendant la première semaine, l'équipe 1re (au vin) produit plus de travail que l'équipe 2e (à l'eau); pendant la deuxième semaine le travail effectué est le même dans les deux équipes; mais pendant les troisième et quatrième semaines, l'équipe 2e (à l'eau) fournit un travail plus considérable que l'équipe 1re (au vin). Ainsi la consommation habituelle d'une boisson alcoolique n'engendre pas un surcroît de forces.

Cette expérience montre également que l'emploi de l'alcool pendant un temps assez court est indiqué dans certaines maladies où, par son action stimulante, il permet à l'organisme de mieux résister à l'infection microbienne et à toute autre cause pouvant le mettre en état de dépression accentuée.

C'est donc un médicament précieux, au même titre que la morphine et l'opium par exemple, dont l'usage est si funeste.

Par contre les boissons fermentées qui en renferment une petite quantité, peuvent être absorbées à condition que la consommation en soit modérée.

Les traditionnels apéritifs et verres de liqueur en famille, le dimanche ou à l'occasion d'une fête ne sont pas entièrement prohibés, s'ils sont une exception. Mais nous réprouvons l'usage quotidien du petit verre d'alcool et surtout des apéritifs.

Les apéritifs contiennent en général des essences toxiques stupéfiantes et épileptisantes qui sont au plus haut point nuisibles ; d'ailleurs il n'est pas rare que ces essences servent à masquer les alcools de mauvaise qualité (de pomme de terre, de grains, etc.) dans les spiritueux et apéritifs à bon marché.

D'autre part les falsifications variées que subissent les boissons de qualité inférieure, contribuent à faire de l'alcoolisme un empoisonnement complexe.

Les doses toxiques de l'alcool sont variables ; elles dépendent de l'hérédité alcoolique, du tempérament nerveux, de la constitution, de l'âge et du sexe du sujet, du chagrin et de la misère. Quoi qu'il en soit, les symptômes sont toujours à peu près les mêmes.

Alcoolisme aigu ou ivresse § 243. *Symptômes :* rougeur de la face, suractivité mentale, loquacité incohérente, embarras de la parole, titubation, nausées, et vomissements. A cette phase d'excitation fait suite une période d'assoupissement, de sommeil profond, avec abolition des réflexes. Au réveil le sujet est courbaturé, brisé et a de l'embarras gastrique.

L'odeur de l'haleine est encore toute spéciale et d'un diagnostic facile en général.

Traitement : vomitifs (§ 153 et § 436), café, *ammoniaque* (7 à 8 gouttes dans un verre d'eau).

Alcoolisme chronique. L'alcool touche surtout le système nerveux et l'appareil gastro-hépatique (bouche, estomac, intestin, foie). *Symptômes :* tremblement des mains le matin — les doigts étant écartés, — de la langue, des lèvres ; sommeil troublé par des cauchemars terrifiants, des crampes ; engourdissements, fourmillements, diminution de la mémoire, de la force musculaire ; loquacité habituelle. Inflammation de l'arrière-bouche, et de l'estomac (gastrite alcoolique) ; dyspepsie ; vomissements le matin (pituite matinale), perte d'appétit ; aigreurs ; soif vive) entérite, inflammation du foie (cirrhose alcoolique), amenant la jaunisse. Congestion du cerveau qui engendre le *delirium tremens* (§ 125). Surcharge graisseuse du cœur. Finalement mort soit par congestions diverses, soit par tuberculose.

Alcoolisme héréditaire. Les enfants d'alcooliques sont la plupart du temps alcooliques, épileptiques, hystériques, déséquilibrés, dégénérés, idiots, quand ils ne sont pas des aliénés ou des criminels.

L'alcoolisme est donc un fléau social.

Traitement. Propagande antialcoolique, distractions, lectures, exercice en plein air, sports. Diminution progressive des doses habituelles. Usage des eaux alcalines et minérales à table. Régime des dyspeptiques. Lavages d'estomac dans l'alcoolisme chronique.

11. — **ALGARINE.** Granulé sucré aux plantes marines remplaçant l'*huile de foie de morue.* Aliment et dépuratif puissant. (Voir page 269.)

12. — ALIÉNATION MENTALE (ou Folie). Comme personne ne l'ignore, l'aliénation consiste en troubles variés des facultés intellectuelles. Elle peut être causée par l'alcoolisme, la syphilis, la tuberculose, les tumeurs du cerveau, les maladies nerveuses, etc. Quoi qu'il en soit, c'est presque toujours une maladie inguérissable, à de rares exceptions près.

Les formalités nécessaires pour faire interner un aliéné dans un asile ou une maison de santé, sont assez délicates. Il faut fournir un certificat d'un médecin non ami ni allié, produire une pièce constatant l'individualité de la personne à placer, et faire une demande de placement au commissaire de police ou au maire.

13. — ALIMENTATION. Sous le nom d'alimentation on entend l'ensemble des substances introduites dans l'organisme pour subvenir à ses dépenses en forces vives et fournir des matériaux de réparation ou de croissance.

Les aliments se divisent en trois grandes classes :

1° Aliments azotés ou albuminoïdes.
2° Aliments non azotés.
3° Aliments minéraux.

1° Aliments azotés ou albuminoïdes. Ils contiennent de l'oxygène, du carbone, de l'azote, de l'hydrogène et du soufre. Ce sont par exemple l'albumine de la viande, la caséïne du lait et du fromage, la légumine des haricots. Dans le pain et les œufs, on trouve également des albuminoïdes. Ces albuminates sont indispensables pour le maintien intégral de l'individu, et peuvent remplacer les aliments non azotés.

2° Aliments non azotés. On les divise eux-mêmes en deux catégories: LES HYDRATES DE CARBONE, contenant du carbone, de l'oxygène, de l'hydrogène, et qui sont représentés par le sucre, l'amidon ; LES MATIÈRES GRASSES, animales ou végétales, comme le beurre et les graisses.

Les HYDRATES DE CARBONE concourent comme les graisses à épargner la consommation d'albumine ; mais ils s'oxydent plus vite et cèdent immédiatement à l'organisme leur énergie latente. Ils peuvent du reste subir partiellement la transformation en graisse.

Les MATIÈRES GRASSES jouent le même rôle et épargnent les albuminoïdes. Malheureusement elles ne sont pas d'une digestion aussi facile que les hydrocarbonés; et c'est pour cela qu'il y a avantage à remplacer l'*huile de foie de morue* par l'*Algarine*, granulé sucré remplissant le même but.

3° Aliments minéraux ou inorganiques. Ils comprennent l'eau et les sels.

L'eau constitue un des éléments les plus importants de l'organisme, car le corps de l'homme renferme environ 63 pour 100 d'eau. Par quatre voies différentes nous éliminons des quantités d'eau considérables, par les poumons, le rein, la peau et les excréments. Ces pertes, évaluées à 2 litres 50, sont compensées par l'eau contenue dans les aliments, celle qui se forme dans les poumons et le sang, et celle que nous buvons dans les boissons.

Les *sels* sont fort nombreux ; le chlorure de sodium ou sel de table stimule les fonctions digestives, et est indispensable au sang qui en renferme 6 à 7 pour 1.000. Les phosphates servent à la nutrition des os et entrent également dans la composition du sang ; ils sont fournis par les œufs, les légumes. Le fer est également nécessaire au sang ; les épinards, les lentilles, les pois, le froment renferment une faible quantité d'oxyde de fer.

Ration alimentaire. C'est la quantité et la proportion

relative des divers aliments nécessaires à assurer la vie. Au moyen d'expériences et de statistiques on a trouvé pour l'ouvrier les chiffres suivants: albuminoïdes 118 grammes; graisse 50 grammes; hydrate de carbone 500 grammes; sels 30 grammes; eau 2 à 3 litres. Il n'y a rien d'absolu dans ces chiffres et notamment la quantité d'albuminoïdes peut être réduite à 1 gramme par kilogramme d'individu.

Pour éclairer le lecteur, nous donnons ci-dessous un tableau indiquant les proportions dans lesquelles ces différents aliments sont contenus dans nos aliments usuels.

	LAIT	ŒUFS	VIANDE	PAIN	POMMES DE TERRE	HARICOTS	FROMAGE
Eau..............	87	71	77	40	76	20	
Albuminoïdes....	4	16	20	8	2	23	32
Graisses..........	4	12	2	1	0,3	2,3	
Hydrate de carb..	4	0	0	50	20,7	53,7	
Sels..............	1	1	1	1	1	1	

On peut juger ainsi de la richesse des aliments. On voit de même que le lait est un aliment complet, que la viande et le pain se complètent, que le pain et le fromage peuvent suffire à l'alimentation, enfin que les divers aliments peuvent se substituer les uns aux autres.

Voici maintenant quelques détails complémentaires sur notre alimentation quotidienne.

Viandes. La plus riche en principes nutritifs est le porc; puis viennent ensuite le mouton, l'agneau, le veau et le bœuf. En général il faut bien faire cuire les viandes qui peuvent contenir divers parasites. (Voir trichine et tænias.) Dans certains cas il est nécessaire de donner aux malades de la viande crue pulpée, ce qui est toujours dangereux pour la raison précédente ; on peut la remplacer avantageusement par la poudre de viande Moride qui est stérilisée, et de plus éminemment digestible. (Voir § 333 et page 279.)

Pain. De par sa composition le pain constitue la base alimentaire par excellence, surtout dans les campagnes où sa consommation atteint chez les hommes 1.500 grammes par jour. La croûte est plus nutritive que la mie, et plus digestive ; le pain blanc n'est guère plus nutritif que le pain noir ou le pain bis, mais il est de digestion infiniment plus aisée. Chez les malades et les convalescents, les croûtes de pain blanc grillées sont indiquées à la place du pain ordinaire. Les pains de soya et de gluten ne contiennent pas d'hydro-carbonés pouvant se transformer en sucres, et sont pour cela même recommandés aux diabétiques.

Légumes et fruits. La pomme de terre qui est tant consommée à la campagne est moins nourrissante que les haricots, les pois secs, les lentilles, les fèves. Le riz, le maïs, l'orge, le seigle et le blé ordinaire renferment des hydro-carbonés en notable proportion. Enfin les pois, le froment, le seigle sont riches en phosphates. Les châtaignes, les crosnes du Japon, les salsifis sont également des légumes nutritifs. Quant aux fruits, ils sont surtout agréables au goût, et utiles par les sucs et condiments qu'ils renferment ; ils préviennent la constipation. Chez les personnes délicates, servir légumes et fruits en purée ou compotes (cuites).

Lait. Comme nous l'avons vu plus haut le lait est le meilleur et le plus parfait de tous les aliments.

Pour soutenir un adulte il faut de 3 litres à 3 litres 1/2 de lait, sauf dans les maladies où la quantité peut être réduite de moitié. Le lait constitue l'unique aliment des jeunes enfants ; nous renvoyons pour ce qui les concerne aux articles *allaitement* et *sevrage*. Le lait de femme est le plus riche en graisse; puis viennent les laits de vache, de chèvre et d'ânesse. On utilise également des laits fermentés et par suite alcooliques, connus sous les noms de Képhir et de Koumis. Ils sont fabriqués surtout avec du lait de jument; ce sont des breuvages sains et digestifs. Nous recommandons toujours de bien faire bouillir le lait.

Beurre et fromages. Le beurre est un excellent aliment qui contient 90 pour 100 de graisse pure et une légère quantité d'eau chargée de lactose (sucre de lait) et de caseïne (albuminoïde).

Le fromage est un aliment presque complet ; il contient 32 pour 100 de matières albuminoïdes, et dans certaines contrées on ne se nourrit que de pain et de fromage. Les fromages les plus digestibles sont les fromages blanc, à la crème, à la pie.

Poissons. Presque tous les poissons sont bons à condition d'être excessivement frais ; la sole passe pour être le plus digestif.

Epices. Il ne faut pas en abuser, sous peine de dyspepsie. Au début ils semblent favoriser la digestion, mais bientôt l'estomac s'enflamme et se refuse à tout travail.

Digestibilité. Dépend beaucoup des individus et des prédispositions. Il est des personnes qui ne peuvent pas digérer des aliments réputés très légers. Néanmoins voici quelques aliments recommandés aux dyspeptiques et aux convalescents : lait, bouillon, œufs, purées pommes de terre et haricots, biscottes, riz, pâtes d'Italie, blancs de poulet, côtelettes de mouton, bifteck, fromage à la crème.

Régime. C'est un ensemble d'aliments convenant à telle ou telle maladie. (Voir le § 349.)

Boissons. On peut les prendre à raison de un demi à un litre et demi par jour. Il vaut mieux boire avant ou après les repas pour ne pas charger l'estomac et le dilater.

L'eau est la meilleure des boissons à condition d'être pure et privée de germes nocifs. Nous renvoyons aux articles filtres et hygiène. On ne doit pas abuser sans motif des eaux minérales (§ 142) qui administrées à tort et à travers peuvent nuire à la santé. Quand on n'aime pas l'eau on peut y mélanger un quart ou un tiers de vin blanc ou rouge suivant les goûts.

Les boissons fermentées comprennent les vins, le cidre et la bière. Prises modérément elles ne peuvent faire aucun mal chez les individus en bonne santé, mais il est préférable de les couper d'eau, car c'est un grand tort de croire qu'elles sont absolument indispensables.

Les vins généreux, liquoreux et sucrés, les bières dites anglaises sont généralement extrêmement riches en alcool, et il faut les absorber avec prudence.

Quant aux alcools sous toutes formes, eaux-de-vie, liqueurs, et surtout apéritifs, on ne doit jamais les utiliser comme boissons habituelles. Dans notre article « alcoolisme », nous montrons les méfaits de l'alcool ; nous renvoyons donc le lecteur au § 10. Evidemment, une ou deux fois la semaine, on pourra prendre un verre de liqueur après les repas ; mais il ne faut pas que ce « petit verre » devienne une nécessité impérieuse.

L'alcool aliment est une chimère ; il donne plus de force pendant quelques instants au détriment de l'organisme, et peu après il produit les effets inverses.

L'alcool doit être considéré comme un médicament qui stimule toutes les fonctions chez les personnes qui n'ont pas l'habitude d'en boire. Dans la grippe, particulièrement, sous forme de grogs chauds, c'est un remède merveilleux ; il a également son application thérapeutique dans de nombreuses maladies pour soutenir les forces pendant quelque temps.

Les *boissons stimulantes* dites *d'épargne* permettent de fournir un certain effort physique et moral, même à l'exclusion de tout aliment. Tels sont justement les alcools et les différents excitants à base de caféine : café, thé, kola, coca, maté, ou guarana. Mais comme pour l'alcool, la consommation habituelle et exagérée de ces breuvages peut amener des intoxications diverses avec tremblements, maux de têtes, vertiges, éblouissements, attaques de nerfs, accidents au cœur, congestion du cerveau.

14. — ALLAITEMENT. *Allaitement maternel.* Le premier devoir d'une mère est de nourrir elle-même son enfant au sein : le lait de la mère appartient à l'enfant. Une femme ne doit renoncer à nourrir que si elle est dans l'impossibilité physique de le faire et sur l'avis du médecin.

Le lait monte ordinairement dans les seins deux à trois jours après l'accouchement. Le nourrisson n'a besoin de rien le premier jour.

La meilleure manière d'éviter les crevasses est de ne pas laisser suçoter les enfants trop longtemps et de laver les bouts de seins avant et après chaque tétée avec un tampon de coton hydrophile imprégné d'eau-de-vie ou simplement d'eau bouillie.

Les nouveau-nés seront mis au sein toutes les deux heures dans la journée et deux fois seulement la nuit, de huit à neuf fois dans les vingt-quatre heures. A six semaines ou deux mois, il suffira de faire téter le nourrisson toutes les deux heures et demie le jour, et on le laissera reposer entièrement la nuit. A cinq ou six mois, si les mères sont bonnes nourrices, les tétées pourront être espacées toutes les trois heures. La durée de la tétée ne devra pas excéder dix minutes.

Allaitement mixte. Lorsque le médecin aura constaté que la mère n'a plus assez de lait, elle devra continuer, néanmoins, à donner ce qu'elle pourra au sein, en remplaçant une ou deux tétées par une petite dose de lait de vache bien stérilisé, coupé d'eau si l'enfant a moins de deux mois, pur dans le cas contraire. *Il faut peser les enfants toutes les semaines ou tous les quinze jours.*

Allaitement artificiel. On ne devra donner au nourrisson que du lait soigneusement stérilisé, soit chez soi par ébullition dans des flacons séparés, soit industriellement. Employer un biberon simple sans tube, qu'on nettoiera à l'eau bouillie entre chaque tétée.

Coupage du lait. Pendant les quatre premières semaines, ajouter un tiers d'eau bouillie à deux tiers de lait et une petite quantité de sucre en poudre; de quatre semaines à deux mois, un quart d'eau bouillie. Plus tard le lait pur est bien supporté; ajouter un peu de sucre.

Sevrage. La période du sevrage commence au moment de l'éruption des premières dents (8-10 mois). On habituera lentement et progressivement l'enfant à prendre du lait stérilisé, des bouillies farineuses claires. Eviter avec soin la constipation; ce n'est qu'après dix-huit mois qu'on commencera à donner un peu de viande hachée finement.

15. — **ALOPÉCIE.** C'est la perte des cheveux, alors que la calvitie en est la mort. Elle peut être due à la plupart des maladies du cuir chevelu et des

follicules pileux et, dans ce cas, nous renvoyons aux articles : *Eczéma, Pellicules, Seborrhée, Pelade, Teigne.* Souvent l'alopécie provient de l'arthritisme ; tel individu dont le père a perdu ses cheveux de bonne heure pourra les perdre au même âge. Dans ce cas, voici la formule d'une lotion qui n'est pas mauvaise pour empêcher leur chute :

Eau de Cologne	200 gr.
Glycérine	25 gr.
Teinture de cantharide	5 gr.
Chlorhydrate de pilocarpine	0 gr. 50

(Usage externe).

Enfin l'alopécie peut se manifester pendant la période secondaire de la syphilis ; il faut alors traiter la maladie elle-même (voir § 391).

16. — AMPOULE. Petite quantité de sérosité se collectant sous la peau et apparaissant aux pieds à la suite d'une longue marche, ou chez les gens qui suent des pieds ; aux mains, à la suite d'un exercice violent.

Traitement : percer l'ampoule avec une aiguille passée à la flamme d'une lampe à alcool, etc., laver avec un antiseptique faible. Pour prévenir les ampoules : soins de propreté ; pour les grandes marches : graisser les pieds, et les laver ensuite au savon et à l'eau froide pendant 2 minutes seulement.

17. — AMYGDALITE. Inflammation des amygdales se manifestant par un peu de picotement et de rougeur de ces organes.

Traitement : gargarismes à l'eau *boriquée*, et à l'eau de *guimauve*. (Voir *gargarisme*, § 197.) Les fumeurs s'abstiendront de tabac et useront des *Cigarettes Leroy*. L'amygdalite se compliquant souvent d'angine, voir § 20.

18. — ANÉMIE. Etat maladif dans lequel il y a insuffisance quantitative ou qualitative du sang. Il faut la distinguer de la chlorose (voir § 74). Elle se caractérise par les signes suivants : un teint pâle avec amaigrissement, faiblesse, langueur, mauvaises digestions, manque d'appétit, des palpitations, de l'essoufflement. L'anémie accompagne souvent le lymphatisme, la scrofule, la chorée, la tuberculose, la diarrhée, la dyspepsie ; elle est commune chez les enfants qui souffrent de la croissance, chez les convalescents de maladies graves, chez les personnes ayant subi une grande opération.

Elle s'observe fréquemment chez la femme pendant l'époque de la puberté, et pendant le retour d'âge, lorsque les règles sont trop fortes (voir § 350).

Traitement : dans tous les cas l'usage des ferrugineux est à conseiller ; notons spécialement les pilules *Ferro-myélitiques de Moride* qui, contrairement aux autres préparations ferrugineuses, ne constipent pas. On alternera ces pilules avec le *Vin de Moride* (iodé) ou l'*Algarine Nyrdahl.* En même temps suivre une bonne hygiène (§ 226) ; régime fortifiant (§ 349) ; exercice modéré en plein air ; bains salins ; campagne ; cures d'air. Lorsque l'anémie provient des hémorragies utérines (*formation des jeunes filles, âge critique*), il faut prendre de *l'Elixir de Virginie.*

19. — ANÉVRISME. Tumeur des vaisseaux (artères et veines) dont la rupture amène une mort foudroyante.

Traitement préventif : éviter l'alcoolisme ; *iodure de potassium* chez les syphilitiques (3 à 4 gr. par jour). (Voir *artério-sclérose*, § 370.)

20. — ANGINE. Inflammation de l'arrière-bouche et du pharynx. Le fond de la bouche est rouge, enflammé, souvent parsemé de petites granulations blanches ou jaunâtres qui peuvent couvrir l'amygdale. L'angine aiguë peut être accompagnée de mal de tête, de frissons, de fièvre, de difficulté d'avaler. Si l'on aperçoit des membranes grisâtres, appeler de suite le médecin, car on peut être en présence d'une angine couenneuse ou diphtérie (voir § 136).

Traitement. L'angine simple se guérit à l'aide de gargarismes bien chauds et très fréquents à l'*acide borique* et au *chlorate de potasse* (une pincée de chaque dans un grand verre d'eau chaude), de gargarismes émollients (*pavots*, *figues*, *guimauve*, *sureau*) (voir § 197). Les pâtes et sirops pectoraux qui contiennent presque toujours des narcotiques (*opium*) doivent être employés avec la plus grande modération. Quant aux pastilles de *chlorate de potasse*, de *cocaïne*, de *menthol*, d'*aconit*, etc., nous conseillons de les employer modérément, car elles amènent souvent des maux d'estomac.

Les fumeurs remplaceront le tabac par les *Cigarettes américaines Leroy*, qui calment bien l'irritation et rafraîchissent la gorge et les voies respiratoires. Enfin nous donnons la formule d'un bon collutoire qu'on peut appliquer sur les muqueuses enflammées à l'aide d'un pinceau ou mieux encore d'un tampon d'ouate hydrophile fixé au bout d'un bâtonnet :

Borate de soude............	4 gr.
Miel rosat.................	ãã 20 gr.
Eau de fleur d'oranger......	

21. — **ANGINE DE POITRINE.** Névralgies parfois terribles de la poitrine qui oppressent, empêchent de respirer, et broient la poitrine comme dans un étau. C'est une maladie du cœur toujours grave.

Traitement : respirer quelques gouttes de *nitrite*

d'amyle étendues sur un mouchoir ; piqûre de *morphine*, (1 demi-centigramme); consulter le médecin.

22.— ANKYLOSE. Raideur ou disparition totale des mouvements d'une articulation. Peut survenir à la suite de fractures, plaies, tuberculoses locales (tumeurs blanches).

Traitement : massage, pointes de feu, applications de *teinture d'iode*, électricité, douches, et surtout gymnastique suédoise.

23. — ANTHRAX. Lorsqu'un furoncle (§ 193) se développe outre mesure, et devient gros, rouge et dur, il prend le nom d'anthrax. Tous les tissus environnants s'enflamment très vivement (lymphangite) et s'infiltrent de pus : la peau très tendue ne tarde pas à céder, et c'est par plusieurs ouvertures en pomme d'arrosoir que s'élimine le pus mélangé de sang. L'état général, surtout chez les scrofuleux, diabétiques, etc., peut devenir très mauvais et même entraîner la mort; en particulier les anthrax qui sont situés dans une région riche en vaisseaux (lèvres, nez, face) se compliquent parfois d'abcès intracérébraux. Si par le traitement indiqué (§ 193) le furoncle n'a pas disparu, on doit faire appel au praticien qui ouvrira l'anthrax au bistouri et mieux encore au thermocautère. Localement on pulvérisera plusieurs fois par jour une solution antiseptique faible (§ 25 et § 305). A l'intérieur prendre un dépuratif (§ 129) et de la levure de bière fraîche prise à la brasserie chaque jour.

24. — ANTISEPSIE. Emploi méthodique des agents physiques ou chimiques capables de détruire les germes infectieux, avant ou après leur pénétration dans l'organisme, ou de mettre obstacle à leur développement. Il faut la distinguer de *l'asepsie*, qui n'entraîne pas l'utilisation de substances toxiques pour l'organisme. En chirurgie et en accouchements, on substitue en général l'asepsie à l'antisepsie, toutes les fois que la région sur laquelle on intervient est indemne de toute présence microbienne. L'antisepsie peut être *locale* ou *générale*. Locale, elle s'adresse à une portion particulière de l'organisme (peau, muqueuses, organes des sens, intestins, etc.) sans pénétrer, à proprement parler, dans celui-ci. Générale, elle consiste à introduire dans l'organisme des produits antimicrobiens : plus dangereuse que la précédente, elle peut cependant, bien maniée, donner d'excellents résultats.

Grâce à la méthode antiseptique, la chirurgie a pu devenir plus audacieuse et faire des progrès considérables ; d'autre part, la mortalité à la suite de couches est devenue très rare. Pour les détails complémentaires, voir *Accouchements* § 4, *Antiseptiques* § 25, et *Désinfection* § 130.

25. — ANTISEPTIQUES. Substances solides, liquides ou gazeuses qui détruisent les microbes ou empêchent leur développement. Leur nombre est considérable et augmente tous les jours. Parmi les plus employés, nous citerons :

A. Liquides : *Sublimé corrosif* (bichlorure de mercure) : 1/1000. — *Acide phénique :* 10 à 50/1000. — *Aseptol-Collin :* 4/100. — *Permanganate de potasse :* 1/1000. — *Oxycyanure de mercure :* 1/1500. — *Eau oxygénée :* à 10 volumes. — *Acide borique :* 25/1000. — *Thymol :* 1 à 5/1000. — *Formol :* 0,25/1000. — *Acide salicylique :* 1/1000.

Enfin l'*alcool*, l'*éther*, le *naphtol camphré*, la *teinture d'iode* sont de bons antiseptiques.

B. Solides : *Iodoforme*. — *Salol*, etc.

Le mode d'emploi de ces produits peut varier à l'infini. (Voir l'article *pansements*, § 305.)

Dans les maladies cutanées, lorsqu'on veut obtenir une bonne antisepsie de la peau, le meilleur procédé est l'emploi des pommades, en particulier du *Pelliséol* à base de corps dérivés du tannin.

26. — APHTES. Petites vésicules qu'on observe dans la bouche des personnes arthritiques, faibles, ou malades de l'estomac; siègent principalement sous la langue, sur les bords de la langue, à la face interne des joues.

Traitement : toucher l'aphte à la *pierre infernale* (*nitrate d'argent*), gargarismes antiseptiques, régime des dyspeptiques (voir *gargarisme*, *régime*).

27. — APOPLEXIE. Coup de sang. Rupture ou oblitération d'une artère du cerveau amenant éblouissements et perte de connaissance. Le coup de sang peut-être suivi ou non de paralysie, ou de mort. Toujours extrêmement grave.

Traitement : compresses fraîches sur le front, sinapismes aux jambes, piqûres d'éther, sangsues, saignée, purgatifs.

28. — APPENDICITE. Inflammation de l'appendice pouvant amener une péritonite mortelle Signes : douleur dans le ventre à droite, constipation, vomissements, fièvre.

Traitement préventif : éviter la constipation par le *Tamar indien Grillon*. *Traitement curatif :* glace sur le ventre, diète hydrique, appeler de suite le médecin. Ne pas donner de purgatif pendant la crise. Plus tard après guérison, régime des dyspeptiques. S'il y a lieu, opération chirurgicale.

29. — APPÉTIT. Envie de manger. Si l'appétit est augmenté (boulimie) se méfier du ver solitaire (voir § 394). L'appétit perdu(anorexie) est un premier signe de nombreuses maladies de l'estomac (indigestion, dyspepsie), des fièvres, de la grippe, de la neurasthénie, des maladies nerveuses, etc. Voir les différents articles ayant rapport aux maladies qu'on doit soigner. Une solution de *gentiane* mélangée au vin, le *quinquina* (*Vin de Gourou*) excitent l'appétit chez les anémiques, les convalescents et les neurasthéniques, de même que les exercices en plein air et une bonne hygiène (§ 226).

30. — **ARGENT NYRDAHL.** Pommade d'*argent colloïdal* à 15 °/₀ qui se prescrit contre les furoncles, abcès, phlegmons, gangrène, etc. (Voir page 254).

31. — **ARTÉRIO-SCLÉROSE.** (Voir *sclérose*, § 370).

32. — **ARTHRITE.** Inflammation d'articulation. Succède à une chute, un coup ou à une maladie générale : attaque de rhumatisme, goutte, tuberculose, etc. L'arthrite peut être sèche ou accompagnée d'un épanchement de synovie.

Traitement : massage, électricité, révulsion, (pointes de feu, *teinture d'iode*), compression, douches, etc.

33. — **ARTHRITISME.** État diathésique spécial, produit par le ralentissement de la nutrition, et qui prédispose communément à la goutte et au rhumatisme et à un grand nombre d'affections dont les principales sont : le diabète, l'obésité, les coliques hépatiques, néphrétiques, la dilatation d'estomac, les hernies, la gravelle, les eczémas, la neurasthénie, etc.

Traitement : exercice en plein air, bains chauds, régime des dyspeptiques (§ 349), bonne hygiène (§ 226.)

34. — **ASCITE.** Hydropisie du ventre causée par un amas de liquide dans le péritoine. Provient souvent d'une maladie de foie, et en particulier de la cirrhose alcoolique chez les buveurs.

Traitement : ponction ayant pour but de vider l'eau.

35. — ASEPSIE. La méthode aseptique a pour but, non pas de détruire les germes et les microbes, mais d'empêcher tout contact impur de la plaie. Les pièces de pansements ne sont pas antiseptiques, mais aseptisées, c'est-à-dire qu'on les stérilise par la chaleur. En chirurgie on combine actuellement l'emploi de ces deux méthodes : antiseptique et aseptique.

36. — ASEPTOL-COLLIN. Acide orthophénol-sulfurique; bon antiseptique, non caustique et moins toxique que l'*acide phénique*. Usage externe : solution à 2 ou 4 p. 100 (pansement des plaies), *glycérolé* à 1 p. 20. (Voir page 286).

37. — ASPHYXIE. Etat de mort apparente ou réelle dû à l'arrêt de la respiration. L'asphyxie peut être causée par l'air vicié, les gaz d'éclairage, des puits, des fosses d'aisances, la submersion (noyés). Quel que soit le mode d'asphyxie, le traitement est le même : déshabiller le malade, l'envelopper dans des couvertures chaudes, lui frictionner le corps et les jambes avec une serviette dure, un gant de crin, le fustiger. En même temps, pratiquer la respiration artificielle et la traction rythmée de la langue.

Respiration artificielle. Le malade doit être couché sur une table ou même par terre, légèrement incliné, mais la tête un peu en arrière. Désobstruer la bouche et les narines s'il y a lieu. Saisir alors les bras au niveau des coudes, les appuyer fortement sur le thorax et les porter ensuite au-dessus de la tête du patient, en leur faisant décrire latéralement un arc de cercle; les ramener au thorax et recommencer ainsi 16 à 18 fois par minute.

Traction rythmée de la langue. Inventée par le

Dr Laborde. Ouvrir la bouche à l'aide d'un morceau de bois un peu pointu, la nettoyer et saisir la langue avec les doigts recouverts d'un mouchoir ou d'un linge. Tirer fortement la langue, et exercer sur elle des tractions correspondant à la respiration artificielle. Lorsque la respiration se rétablit, on entend l'air qui entre en sifflant; chez les noyés, les vomissements apparaissent, ce qui est d'un bon augure. Faire respirer ensuite de l'oxygène. Il n'est permis d'abandonner un asphyxié qu'après 5 ou 6 heures de ces soins, car on a vu des succès après 20 heures.

Nota. — Certains empoisonnements étant également justiciables du même traitement, nous les avons renvoyés à cet article.

38. — **ASTHÉNIE**. Faiblesse, épuisement d'un organe. Traitement par les *Dragées Nyrdahl* (à l'*iboqaïne*).

39. — **ASTHME**. Consiste en crises d'étouffement et d'oppression pénible, le plus souvent la nuit, avec respiration difficile et sifflante. Le malade s'assied sur son lit la face bouffie et bleuâtre, puis ouvre la fenêtre pour essayer de respirer. La crise peut durer 1 à 2 heures avec des accès et des rémissions. Pendant la période d'étouffement, respirer 5 à 6 gouttes de *nitrite d'amyle* étendues sur un mouchoir. En dehors des accès, fumer des *Cigarettes américaines Leroy*, (voir page 266), ou faire brûler de la *Poudre américaine Leroy* dans une soucoupe et en aspirer les vapeurs. A l'intérieur, prendre de l'*iodure de potassium*, (0 gr. 50 à 1 gr.) par jour pendant deux à trois mois), ou du *Vin de Moride* (iodé).

40. — **ATAXIE LOCOMOTRICE** (ou **Tabes dorsalis**). Maladie de la moelle épinière et du cerveau, dont le principal sypmtôme est la démarche

spéciale avec lancément des jambes à droite et à gauche comme en fauchant. Toujours grave.

Traitement : *Vin de Moride iodé* et *Dragées d'Ibogaïne Nyrdahl*. Le traitement améliore mais guérit rarement. Saison à Lamalou-les-Bains ou à Balaruc.

41. — **ATROPHIE**. Diminution, décroissance et raccourcissement d'un organe, d'un muscle, d'un membre, etc.

Traitement : massage, électricité, douches, exercices spéciaux, régime fortifiant (§ 349).

42. — **ATTAQUE DE NERFS**. Signe de maladies nerveuses : épilepsie, hystérie, nervosisme.

Traitement : bains, douches, exercices au grand air, *bromure de potassium* (2 à 4 gr. par jour pendant un mois). Si les attaques de nerfs coïncident avec des troubles de menstruation (règles irrégulières) prendre de *l'Elixir de Virginie*.

43. — **ATONIE**. Manque de force d'un organe. Traitement par les *Dragées d'Ibogaïne*.

44. — **AVORTEMENT**. Il y a avortement au-dessous de 7 mois. On doit prévenir immédiatement le médecin. En cas d'hémorragies ou pertes de sang trop fortes, injections d'eau bouillie aussi chaude que possible : puis tamponnement avec de la gaze antiseptique. On fera ensuite la toilette au *thymol* à 1 p. 1.000, au *sublimé* à 1 p. 2.000, à l'*aseptol* à 1 gr. 200, etc. (voir *accouchement*, § 4).

B

45. — BAINS SIMPLES. Nécessaires à la propreté et à la santé du corps. On doit en prendre un par semaine à la température de 30 à 34 degrés selon les goûts. Les jeunes enfants seront baignés tous les jours ou au moins tous les deux jours dans 30 litres d'eau à 28 ou 30° pendant quelques minutes. Il sera avantageux de faire préalablement dissoudre dans l'eau une demi-livre de sel marin et de frictionner le corps de l'enfant après le bain avec de l'Eau de Cologne ou de l'*alcool camphré.* Chez l'adulte nous conseillons les bains très chauds (35 ou 36°) aux neurasthéniques, dyspeptiques, arthritiques et rhumatisants; ces bains sont fatiguants, mais ils décongestionnent les organes et font circuler le sang. Ces bains sont défendus aux sanguins et aux nerveux; ils les prendront tièdes (de 27 à 32°).

46. — BAINS MÉDICAMENTEUX. Ils ont pour but de joindre aux effets thermiques du bain les effets des substances minérales, végétales ou animales que l'on y ajoute.

Bains salins : Chlorure de sodium (sel marin) 300 gr.

Bains sulfureux : Trisulfure de potassium solide : 100 gr. (dans une baignoire en bois ou en fonte émaillée).

Bains de Barèges :

Hydrosulfure de soude cristallisé..........	ãã 60 gr.
Chlorure de sodium cristallisé..........	
Carbonate de soude.........	30 gr.

Bain d'amidon : Amidon, 200 à 500 gr. (délayer dans 2 litres d'eau et mélanger).

Bain de son : Son, 1.000 gr.

Bains alcalins : Bicarbonate de soude, 500 gr.

Enfin, nous citerons les bains de térébenthine, d'huile de cade, de sublimé, de boue, de sable. Les indications concernant ces bains sont trop longues pour que nous entrions dans leurs détails.

47. — BALLONNEMENT. En général gonflement du ventre et de l'estomac par accumulation de gaz. Quand le malade digère habituellement mal, suivre le régime des dyspeptiques (§ 349) ; se purger fréquemment (§ 341) et prendre de la *poudre de charbon* en assez grande quantité.

48. — BANDAGES. Les bandages d'urgence se font avec tout ce que l'on peut trouver : serviettes, linges, chemises découpées en morceaux, mouchoirs etc. Découper des bandes ayant 12 centimètres de largeur environ et les coudre rapidement au bout les unes des autres, de façon à avoir une bande de quelques mètres. On roule cette bande sur elle-même, comme du fil sur une bobine, et le bandage est prêt. Pour s'en servir appliquer cette bande *par son côté externe* sur le pansement (§ 305), la dérouler en serrant assez fort. Un bandage doit être appliqué sur un membre, comme une molletière de chasseur alpin, en commençant par le bas pour faire refluer le sang au cœur. Quand on est près d'un pharmacien, acheter des bandes de tarlatane toutes préparées ; les mouiller légèrement et bien exprimer ensuite. Ces bandes facilitent la besogne ; elles permettent de mouler exactement la région qui doit être bandée. Elles sont indispensables pour les blessures de la tête, de la face, de la poitrine, du dos, etc. Les bandages spéciaux tels que bandages herniaires, suspensoirs, ceintures hypogastriques, doivent être pris sur mesure, de préférence par le médecin lui-même.

49. — BARBE (Maladies de la). Raser la barbe et bien savonner la peau au savon de *goudron* matin et soir. Avant de se coucher application de *Pelliséol*. Le matin enduire les parties malades de *sublimé* après les soins de propreté habituels.

50. — BATTEMENTS DE CŒUR. Augmentation du nombre des battements cardiaques ou de leur force, à laquelle fait souvent suite de l'irrégularité. Le malade devra toujours consulter son médecin. Sans avoir le cœur malade on peut avoir des battements de cœur dans divers états maladifs : neurasthénie, nervosisme, anémie, dyspepsies, troubles de la menstruation (voir *règles irrégulières*, *formation des jeunes filles*, *retour d'âge*, etc.) Nous renvoyons aux maladies causales.

51. — BILE. Liquide jaune-verdâtre sécrété par le foie, qui se déverse dans l'intestin par les voies biliaires. L'augmentation ou la diminution de la bile amènent des maladies nombreuses. Quand la bile passe dans le sang le malade a la jaunissse ; (voir § 244) ; et cette jaunisse provient, soit d'une inflammation ou congestion de foie, soit d'une infection de l'intestin qui se propage au foie par les voies biliaires. Quand on a eu plusieurs jaunisses on est donc prédisposé aux maladies du foie. On doit suivre le régime des dyspeptiques (§ 349) et se purger tous les 2 mois avec 30 gr. de *sulfate de soude* délayés dans un verre d'eau. La bile trop abondamment sécrétée et versée dans l'intestin peut également remonter dans l'estomac, et causer de l'embarras gastrique avec vomissements de bile (voir § 150).

52. — BLENNORRAGIE. Maladie *vénérienne* contagieuse caractérisée par un écoulement jaune verdâtre tachant la chemise. Apparaît 2 à 3 jours après un contact malsain, et dure de 8 jours à 6 semaines et plus. Pendant les premiers jours de la maladie, la douleur est très variable; elle peut aller d'un simple picotement, d'une cuisson légère à une sensation de brûlure extrêmement intense, surtout quand on urine. Quelquefois même le pus est teinté de sang. Au bout de quelque temps, ces symptômes douloureux s'amendent; seul persiste l'écoulement qui de jaune verdâtre, devient plus clair et moins épais jusqu'à ne s'observer que le matin au réveil sous forme de quelques gouttes.

Lorsque cette maladie passe à l'état chronique, elle reçoit le nom de *goutte militaire*; elle est alors beaucoup plus tenace et plus difficile à guérir.

Traitement: par les injections de *permanganate de potasse* à 1 p. 5.000 qu'on abaisse progressivement à 1 p. 1.000, *d'oxycyanure de mercure* (même dose) ou *d'aseptol* (1 p. 500 jusqu'à 1 p. 100). Les injections ne doivent être prises que lorsque l'écoulement n'est plus trop fort, et l'on doit uriner auparavant. Porter un suspensoir, ne pas boire d'alcool, de bière, etc., éviter tous les excès; boire beaucoup aux repas un peu de vin coupé d'eau de Vals ou de Vichy, et entre les repas des tisanes (*queue de cerise*). Quand l'écoulement se tarit prendre des balsamiques : *santal, cubèbe, opiat, copahu*. La maladie est la même chez l'homme et chez la femme. On ne doit jamais négliger une blennorragie, car elle peut amener chez l'homme l'orchite, l'impuissance, la stérilité; chez la femme, les métrites, salpingites et péritonites; chez l'enfant, dont les parents ne se sont pas soignés, une ophtalmie qui lui fait perdre la vue (voir § 292). Le malade se considérera guéri quand pendant 15 jours au moins, il ne verra plus de petits filaments dans son urine (mettre l'urine dans un verre et regarder à la lumière). Lorsque l'écoulement a totalement disparu, continuer pendant 8 jours encore les balsamiques, et faire une injection de *nitrate d'argent* à 1 p. 100.

53. — **BLESSURES.** On nomme blessures les lésions produites par des violences extérieures : telles sont les plaies, piqûres, coupures, déchirures, arrachements, entorses, luxations, fractures etc. (voir ces différents mots). Les blessures étant variables à l'infini nous ne pouvons songer à donner un mode de traitement aux différentes blessures. Quand le sang coule peu, il y a des chances pour qu'aucun gros vaisseau (artère et veine) ne soit lésé. S'il coule fort il peut en être autrement ; on se trouve en présence d'une hémorragie (voir § 217). Dans tous les cas on doit disposer un pansement antiseptique (voir § 25, § 305, § 48) et arrêter l'hémorragie par la compression comme il est indiqué (§ 217) en attendant le praticien. On coupera les vêtements et chaussures s'il y a lieu, pour dégager les membres blessés; déposer doucement le membre endommagé sur une planche garnie de coton, d'ouate ou de charpie et le caler avec intelligence dans la position la plus agréable au patient.

54. — **BOTRIOCÉPHALE.** Ver parasite de l'intestin analogue au tænia, et dont l'embryon vit chez certains poissons : brochets, perches, etc. Comme les tænias, les botriocéphales peuvent amener de l'augmentation ou de la diminution de l'appétit, des démangeaisons à l'anus, et différents troubles nerveux et sensitifs.

Traitement : voir tænia, tænifuges.

55. — BOUCHE (Soins de la). Se laver les dents en se levant, ou mieux après déjeuner et dîner. Aller fréquemment chez le dentiste pour faire examiner ses dents. Les brosser avec une brosse assez dure, et de l'eau filtrée ou bouillie, à laquelle on peut ajouter une eau dentifrice à la menthe. Pour faire disparaître le tartre dentaire (enduit jaune ou vert sur les dents) brosser avec une poudre, composée à parties égales de craie, charbon et quinquina que l'on peut parfumer à volonté (Voir également l'article *dents*, (§ 127.)

56.— BOUFFÉES DE CHALEUR. Peuvent s'observer chez les personnes obèses, les anémiques, les dyspeptiques, les nerveux, au moment des règles, du retour d'âge. (Voir ces différents mots.)

57. — BOUFFISSURE. La bouffissure est le plus souvent le signe de l'albuminurie (voir ce mot). Néanmoins après les piqûres d'insectes, les parties piquées peuvent gonfler et présenter une certaine bouffissure qui les déforme plus ou moins.

58. — BOURDONNEMENTS. Les bourdonnements siègent soit dans la tête, soit dans les oreilles. Ils s'observent dans un grand nombre de maladies et lorsqu'ils sont accompagnés de fièvre, maux de tête, on doit appeler le médecin. Lorsque les bourdonnements arrivent chez la femme au moment de la puberté, des règles mensuelles ou du retour d'âge ils prouvent que le sang travaille. (Voir § 187, § 350, § 353.)

59. — BOUTONS. Le mot de bouton est employé si généralement qu'il n'est pas besoin d'en donner une définition. On l'applique d'ailleurs à une foule de petites lésions de la peau, n'ayant entre elles aucun caractère commun.

C'est surtout par la recherche de leur cause que

l'on distinguera les variétés de boutons et qu'on leur appliquera un traitement approprié.

1° Boutons provoqués par des piqûres d'insectes. Voir gale, poux, abeilles, moustiques. Dans tous les cas les onctions au *Pelliséol* sont excellentes.

2° Boutons provoqués par le sang vicié, les troubles de digestion ou de la nutrition ; dans cette catégorie rentrent les eczémas, l'acné, les furoncles, la gourme, etc. Voir ces mots.

3° Boutons survenant au cours des maladies fébriles spéciales dites *fièvres éruptives*. Pour le traitement, voir rougeole, varicelle, roséole, scarlatine, variole, etc.

4° Boutons causés par une maladie vénérienne. Voir chancre mou, syphilis, etc.

60. — **BRONCHITE.** *Rhume de poitrine.* C'est l'inflammation des bronches. Elle peut être aiguë ou chronique, débuter brusquement ou succéder à un simple rhume de gorge (trachéite) ou de cerveau (coryza). Seule l'auscultation par un médecin peut donner la certitude de l'existence d'une bronchite ; mais les signes de présomption sont les suivants : début par de la courbature, de la fièvre, des maux de tête, l'absence d'appétit, un peu d'oppression et de la toux. Cette toux, d'abord sèche et fréquente, devient dans la suite plus rare et grasse, et le malade se met à cracher. Ces crachats d'abord grisâtres deviennent plus tard jaunes verdâtres.

La bronchite simple et légère mérite à peine le nom de maladie ; au contraire, lorsqu'elle atteint les plus fines ramifications des bronches (*bronchite capillaire*), elle est extrêmement grave, surtout chez l'enfant et le vieillard. La mort survient fréquemment par asphyxie progressive.

La *bronchite chronique* peut revêtir deux aspects

différents : chez l'adulte jeune, elle est le plus souvent de nature tuberculeuse. Chez l'adulte âgé et chez le vieillard, elle provient de la dilatation des bronches et de l'emphysème.

Traitement : garder le lit, et prendre 0 gr. 50 de *sulfate de quinine* contre la fièvre. Si le malade est un peu oppressé, appliquer des sinapismes ou cataplasmes sinapisés sur la poitrine et dans le dos (voir *cataplasmes*). Voir le § qui concerne les quintes. Lorsque le malade se sent en meilleur état, traitement par les *Dragées de Ruizia*. Les fumeurs ne pouvant pas se dispenser de fumer useront des *Cigarettes Leroy*. Dans la convalescence : régime fortifiant, vins généreux (voir § 168). Les malades sujets aux bronchites tous les hivers devront faire des cures fréquentes de *Vin de Moride* (iodé), et les enfants prendront de l'*Algarine* qui remplace l'huile de *foie de morue*. On devra éviter que la bronchite passe à l'état de chronicité, car elle peut engendrer la dilatation bronchique, et prédisposer à la tuberculose pulmonaire.

Lire également dans le cas de bronchite chronique les articles : tuberculose, dilatation bronchique, emphysème.

61. — **BRULURES**. On les divise en six degrés selon les plans anatomiques. Les brûlures du 1er degré consistent en inflammation superficielle de la peau ou érythème. Le type nous est fourni par les coups de soleil. Le 2e degré s'accompagne de phlyctènes, c'est-à-dire de vésicules remplies de liquide séreux ; il est produit par l'inflammation cutanée et le décollement de l'épiderme. Au 3e degré le derme est entamé et l'on observe de petites taches jaunes grises ou brunes à côté ou en dessous des phlyctènes. Le 4e degré comprend la mortification de la totalité du derme avec formation d'eschare (peau morte)

dont l'élimination douloureuse sera remplacée plus tard par une cicatrice irrégulière et vicieuse. Enfin on observe au 5e degré la destruction plus ou moins complète des muscles, vaisseaux, tendons et nerfs dont la guérison est infiniment longue et peut entraîner la perte du mouvement du membre. Quant au 6e degré, c'est la carbonisation complète du membre.

Traitement : en présence d'une brûlure, on doit immédiatement couper avec des ciseaux les vêtements s'il y a lieu, et les enlever doucement pour ne pas arracher de lambeaux d'épiderme. Mettre de l'huile sur la brûlure, du liniment *oléo-calcaire* ou mieux encore de l'*acide picrique* dans les brûlures d'intensité moyenne. Au bout de quelques jours se servir de *pommade boriquée*, et tenir la ou les plaies aussi proprement que possible (voir *antisepsie*, *antiseptiques*, *désinfection*). Pour calmer la douleur, on emploie les piqûres de *morphine* (1/2 centigramme), les potions calmantes (*bromures*, *codéine*, *chloroforme*, etc.). Dans les brûlures graves et étendues plonger le malade dans un bain tiède (de 26 à 28°) en attendant le médecin. Les brûlures graves entraînent après elles le mauvais fonctionnement du membre atteint, et laissent des cicatrices terribles.

62. — **BUBONS.** On nomme ainsi les glandes de l'aine qui suppurent, et qui accompagnent presque toujours le chancre mou (voir ce mot), rarement le chancre syphilitique.

Traitement : au début pommade à l'*iodure de plomb*, frictions d'*Argent Nyrdahl;* lavages à l'*aseptol* (1 p. 100) s'il y a suppuration. L'usage d'un dépuratif donne le meilleur résultat (Voir § 129).

C

63. — CALCULS. Petites pierres formées par des sels variables, qui peuvent s'observer dans différents organes, notamment dans les reins, le foie, la vessie. Ce sont eux qui causent les coliques néphrétiques, les coliques hépatiques, la gravelle et la pierre (voir ces différents mots).

64. — CANCER. Maladie qui ronge les organes; causée par un microbe spécial découvert par le Dr Doyen. On admet que le cancer est contagieux. Signes principaux des cancers : d'une manière générale il faudra consulter le médecin dès que l'on se trouvera en présence d'un amaigrissement considérable, avec une teinte de la peau couleur jaune paille et des douleurs violentes d'un organe.

Cancer de l'estomac. Vives douleurs dans l'estomac, vomissements de sang noir (couleur marc de café), selles couleur de goudron, perte de l'appétit, dégoûts pour les aliments gras, pour les viandes, ganglions sous la clavicule.

Cancer du sein. Ulcération, tumeur ne pouvant être mobilisée entre les doigts, ganglions dans l'aisselle et sous la clavicule.

Les signes des autres cancers seraient trop longs à énumérer ici.

Traitement : Opérations chirurgicales ; rayons X; électricité ; photothérapie (traitement par la lumière) ; radium. Relever l'état général par *l'ibogaïne* (§ 229).

65. — CAPSICUM BRASILIENSE. Plante du Brésil qui rentre dans la composition de l'*Élixir de Virginie* (page 244) et dont le principe actif favorise la circulation du sang.

66. — **CARIE DENTAIRE.** Destruction de l'émail, de l'ivoire et de la pulpe dentaire, causée généralement par un mauvais entretien de la bouche (§ 127). Se faire soigner par un dentiste. Contre les rages de dents ou les douleurs violentes, voir l'article 138.

67. — **CATAPLASMES.** *Cataplasmes simples.* — A la fécule de pommes de terre ou à la farine de lin. On fait une bouillie claire avec de l'eau et l'une de ces substances que l'on fait cuire jusqu'à ce qu'elle soit assez épaisse. On verse alors cette pâte dans un linge de toile ou dans de la mousseline épaisse, et l'on fait 4 bordures. On applique ensuite sur la peau, mais de façon à ne pas la brûler.

Cataplasmes laudanisés. — Verser sur un cataplasme simple 10 à 20 gouttes de *laudanum de Sydenham.*

Cataplasmes sinapisés. — On prend de la farine de moutarde pure; on la mêle avec de l'eau à une température inférieure à 50° et, comme pour un cataplasme simple, on étend cette pâte sur un linge. Si l'on veut agir moins énergiquement, on peut mêler la farine de moutarde avec des quantités plus ou moins considérables de farine de lin, ou bien on saupoudre de farine de moutarde un cataplasme simple à la farine de lin.

Usage. — Les cataplasmes simples sont surtout employés pour atténuer la congestion d'un organe, pour faire mûrir un clou ou un abcès; les laudanisés pour calmer la douleur; les sinapisés pour attirer le sang et faire de la révulsion (dans les maladies des bronches et des poumons). Ne pas appliquer ces derniers dans la région du cœur, en avant et à gauche, dans la région du mamelon gauche.

68. — **CATARACTE.** Opacification du cristallin, qui entraîne la perte plus ou moins complète de la

vue. Elle peut succéder à un choc de l'œil; mais elle est plus souvent spontanée et se produit chez les vieillards, les diabétiques, les albuminuriques, etc. Une opération délicate peut rétablir la vue à peu près complètement.

69. — **CATARRHE.** Le catarrhe est caractérisé par une sécrétion exagérée de mucosités. Sous le nom de catarrhe, on désigne vulgairement l'asthme, et d'autres maladies comme l'emphysème pulmonaire (voir ce mot) qui sont accompagnées d'oppression. Le catarrhe désigne également la bronchite chronique des vieillards et les inflammations des bronches ou de la trachée, dues à l'alcoolisme ou à certaines maladies de l'estomac. Ces différents catarrhes seront très améliorés ou guéris par l'usage *des Cigarettes américaines Leroy* ou *la Poudre américaine Leroy*, et par les *Dragées de Ruizia* (§ 362) (de 2 à 4 par jour). Les malades se trouveront bien du régime des dyspeptiques (§ 349).

70. — **CHANCRES.** Peuvent être simples (chancre mou) ou syphilitiques (voir § 71 et § 391).

71. — **CHANCRE MOU.** Maladie spéciale contagieuse survenant 1 ou 2 jours après un contact malsain. Se manifeste sous forme d'érosion ou ulcération peu profonde en général, à bords taillés à pic, anfractueuse, et plus ou moins douloureuse. Le chancre mou est ordinairement accompagné de ganglions dans l'aine, pouvant suppurer, appelés bubons. On doit toujours voir le médecin pour ces sortes d'affections, et ne jamais se soigner seul. Car cette maladie peut être confondue avec le chancre syphilitique, auquel cas le traitement est tout à fait différent, et les suites beaucoup plus sérieuses. (Voir § 391.)

Le Traitement consiste à brûler le chancre au *nitrate d'argent* (solution à 1 p. 50) et à le recouvrir de pansements antiseptiques (§ 305). On frictionnera légèrement les glandes de l'aine matin et soir avec de la pommade à l'*iodure de plomb* et mieux encore avec de l'*Argent Nyrdahl;* et si ces bubons suppurent on fera des pansements antiseptiques, mouillés d'abord, secs ensuite (*iodoforme, salol*).

On aura avantage à prendre un dépuratif (voir § 129).

72. — CHARBON. Désigné sous le nom d'*anthrax malin, de fièvre charbonneuse* du cheval et des bœufs, de *sang de rate du mouton.* C'est une terrible infection causée par un microbe spécial (*bactéridie charbonneuse*) et qui est fort contagieuse. Ordinairement le charbon est transmis par les mouches ou par les peaux d'animaux morts de cette maladie. Les bouchers, équarrisseurs, mégissiers, tanneurs sont sujets au charbon. Les signes sont les suivants après une piqûre ou une coupure : au début petite tache rouge, puis bouton devenant gris et noir (*pustule charbonneuse*) autour duquel la peau devient jaune, puis noirâtre. La partie malade gonfle et démange, on trouve des ganglions dans les environs. La fièvre arrive, avec vomissements et diarrhée, et enfin le malade meurt par arrêt du cœur.

Traitement : laver la plaie à l'*aseptol* pur, cautériser au fer rouge, injection d'*aseptol* à 5 % sous la peau autour de la pustule. A l'intérieur *Vin de Gouron* à haute dose, inhalation d'oxygène. La vulgarisation de la vaccination charbonneuse et l'incinération des animaux morts de cette maladie empêcherait l'homme d'être atteint par le charbon.

73. — CHEVELURE. (Soins de la). On devra se peigner plusieurs fois par jour, et se laver les cheveux une fois par semaine au savon fin ou avec une décoction tiède de *bois de Panama* (30 gr. par litre). Les personnes ayant des pellicules, de même que celles affectées des différentes maladies du cuir chevelu se reporteront aux § 15 et 119. La chute des cheveux se nomme *alopécie*. Lorsque le cheveu meurt et qu'il ne se reproduit plus, c'est la *calvitie*. Bien souvent l'emploi des teintures amène un certain degré d'empoisonnement général et souvent l'*alopécie* (§ 15). L'usage des teintures, si bonnes qu'elles soient, conduit à la perte totale des cheveux.

74. — CHLOROSE. C'est une anémie spéciale qui frappe les jeunes filles au moment de leur formation (§ 187) et pendant les périodes de la croissance (§ 116). Comme pour l'anémie, les signes de la chlorose sont : la blancheur et la pâleur de la peau, la décoloration des lèvres ; souvent, des troubles nerveux (hystérie, danse de Saint-Guy), la perte de l'appétit, des palpitations de cœur, et des irrégularités dans les règles qui sont douloureuses, peu abondantes et inconstantes. Les malades atteintes de chlorose doivent être examinées très attentivement et très fréquemment ; car cette affection peut être le signe avant-coureur de la tuberculose pulmonaire dont le premier degré peut passer absolument inaperçu. D'autre part, on analysera souvent les urines de ces malades et dans les cas où celles-ci contiendraient de l'albumine, on les soumettrait au régime lacté intégral, (2 litres 1/2 à 3 litres de lait bouilli par jour).

Le traitement est le même que pour l'*anémie* (§ 18) ; cependant comme la chlorose peut être engendrée par des troubles dus à la mauvaise circulation du sang, on doit faire usage de l'*Elixir de Virginie* qui régularise le flot menstruel. En même temps on peut, avec avantage, prendre un dépuratif aux *plantes marines*, comme il est mentionné à l'article 129. Voir également les § 350 et 353.

75. — **CHOLÉRA**. Maladie épidémique venue des Indes et qui a fait son apparition à Paris en 1823. Elle est causée par un microbe spécial appelé bacille virgule. Les symptômes sont : la diarrhée avec flocons blanchâtres, vomissements, soif vive, langue blanche, urines rares, extrémités froides, pouls fréquents. Puis le malade se refroidit graduellement et meurt.

Traitement : par le *laudanum* (6 à 10 gouttes), le *bismuth* (2 à 3 grammes) ; puis les grands lavages d'intestin à l'eau chaude, les bains très chauds, les boissons chaudes, et enfin les injections de *sérum artificiel* et de *caféine*.

76. — **CHORÉE**. Danse de Saint-Guy. (Voir § 122.)

77. — **CIGARETTES AMÉRICAINES LEROY**. Contre l'asthme et les maladies des voies respiratoires. Voir page 266.

78. — **CIRCONCISION**. Doit être pratiquée en cas de malformation secrète pour éviter le phimosis (peau trop longue recouvrant l'organe) et le paraphimosis, inflammation douloureuse qui peut en résulter.

79. — **CIRCULATION DU SANG**. Nécessaire à la vie et au bon fonctionnement de tous les organes, la circulation du sang s'accomplit par le système artériel (canaux qui emportent le sang) et par le système veineux (canaux qui le ramènent au cœur). Les troubles de circulation amènent des maladies innombrables, telles que les accidents de formation des jeunes filles, du retour d'âge et des époques mensuelles, les varices, varicocèles, ulcères vari-

queux, hémorroïdes, congestions, hémorragies, etc. Le remède unique consiste à modifier la paroi des vaisseaux de façon à les rendre plus élastiques et à favoriser la circulation du sang. Le but est rempli par l'*Elixir de Virginie,* préparation classique et universellement réputée pour ces sortes d'affections. Voir l'article 392 et page 244.

80 — CIRRHOSE. Maladie du foie amenant souvent l'*ascite* (§ 34).

81. — CLOUS. Voir *furoncles* (§ 193).

82. — CŒUR (Maladies du). Les maladies du cœur se divisent en maladies de l'intérieur du cœur on endocardites ; en maladies des orifices : insuffisance ou rétrécissement, aortique, pulmonaire ; en maladies de l'enveloppe du cœur (péricarde) ou péricardite. Ces différentes lésions se traduisent par de l'oppression, de l'essoufflement, des palpitations, et souvent de la congestion pulmonaire, et du gonflement des jambes. Dans tous les cas le malade devra appeler le médecin, qui suivant les circonstances ordonnera de la *digitale* (10 à 30 gouttes), des saignées, des *dragées d'Ibogaïne Nyrdahl* (atonie et dilatation du cœur) et tels autres médicaments qui lui sembleraient le plus propices à améliorer l'affection cardiaque. Les simples battements de cœur, sans lésion véritable de cet organ , peuvent être l'indice de l'anémie, de la chlorose, de la puberté, des règles difficiles, du retour d'âge ; ils s'observent également dans la neurasthénie et la convalescence. On les fera disparaître en soignant la véritable cause (voir les différents mots précédents, voir également § 350).

83. — COLIQUES. Douleurs dans le ventre qui proviennent ordinairement de l'intestin, et qui sont dues soit à la diarrhée, soit à la constipation. Dans le cas de diarrhée, les coliques sont causées par l'inflammation des intestins. Dans la constipation ce sont les gaz qui dilatent l'intestin et la présence des excréments ne pouvant pas sortir, qui font souffrir le malade. Dans l'un, comme dans l'autre cas, les coliques seront atténuées, en mettant sur le ventre une flanelle bien chaude ou un cataplasme de farine de lin. On prendra en même temps du *laudanum de Sydenham* (4 à 5 gouttes en 2 fois) ou de l'*élixir parégorique* (50 à 75 gouttes en 4 fois) dans du thé bien chaud. Chez les enfants, appliquer des cataplasmes légers sur le ventre; donner un lavement avec 1 à 2 gr. de *chloral* et modifier l'alimentation. (Voir : diarrhée, constipation, entérite, dysenterie.) Dans les cas de coliques causées par les calculs du foie ou des reins, voir coliques hépatiques, coliques néphrétiques.

84. — COLIQUES DES NOUVEAU-NÉS. L'enfant crie et se tortille. Appliquer des serviettes chaudes sur le ventre. Donner un lavement de 100 gr. d'eau bouillie et tiède additionnée d'amidon (1 cuillère à soupe) dans le cas de diarrhée ; du *sirop de chicorée* si l'enfant est constipé; veiller à l'alimentation (voir § 98), à l'allaitement (§ 14). Si l'enfant a la diarrhée infantile, voir § 134.

85. — COLIQUES HÉPATIQUES (Lithiase biliaire). Sont occasionnées par la présence de petites pierres ou calculs qui se trouvent dans les voies biliaires. Elles se produisent sous forme d'accès consistant en douleurs, dans la région du foie, irradiant jusque dans le dos ou l'estomac. Ces douleurs parfois atroces peuvent être accompagnées de vomissements. Le médecin appelé pratiquera une ou plusieurs injections de un demi-centigramme de *morphine*. Toutes les demi-heures, le malade prendra un verre à Bordeaux d'huile d'olive additionnée de jus de citron.

En dehors des accès le malade maintiendra le bon fonctionnement de l'intestin en prenant du *Tamar Indien Grillon* une fois ou deux par semaine. Il fera des exercices physiques modérés, évitera les aliments acides, surtout l'oseille et les tomates, s'abstiendra de graisses, prendra peu de sucre, de féculents et d'œufs. Il boira un peu de vin coupé d'eau d'*Evian* ou de *Vichy;* pas d'alcool ni de liqueurs. Le malade fera tous les matins des lotions froides sur tout le corps et se frictionnera au gant de crin. Il prendra 2 grands bains par semaine, et tous les ans ira faire une saison à Vichy.

86. — COLIQUES NÉPHRÉTIQUES (Lithiase urinaire). Sont produites par des calculs (petites pierres) qui obstruent l'uretère, canal qui conduit l'urine des reins à la vessie. De même que les coliques hépatiques, les coliques néphrétiques donnent lieu à des accès pendant lesquels le malade ressent dans l'abdomen, des douleurs très vives qui irradient jusque dans le bas-ventre, et à la région lombaire dans le dos. Les urines paraissent être teintes de sang, et contiennent du sable.

Comme dans les coliques hépatiques, le traitement consistera d'abord pendant un accès trop violent, à faire au malade une piqûre d'un demi-centigramme de *morphine* et lui donner un bain tiède pendant 1/2 heure. Le malade se mettra au lait (2 à 3 litres par jour), et boira des tisanes de *queue de cerise* ou de *stigmate de maïs*. En dehors des crises, on suivra le régime suivant : pas de viandes fumées, de gibier, de tomates, d'épinards, d'asperges, d'oseille. Pas de boissons alcooliques ni gazeuses. Pas de café, de thé, de bière, etc... On prendra comme boisson un peu de vin coupé largement d'eau d'*Evian*, de *Vittel*, ou de *Contrexéville*. On fera chaque jour des exercices modérés, et entre les accès. L'hydrothérapie, les bains très fréquents, le massage sont conseillés. Dans le cas où les accès se seraient suivis de près, prendre avant chaque repas, une cuillerée à café de *benzoate de lithine* effervescent. Tous les ans faire une cure à *Contrexéville* ou à *Vittel* ou à *Evian*.

87. — COLIQUES DES PEINTRES. (Coliques de plomb, saturnisme). Signe d'empoisonnement chez les personnes qui manient le plomb (peintres, plombiers, typographes, fabricants de céruse, etc.) ou chez les enfants qui sucent leurs jouets. Se manifestent par de la constipation, des vomissements parfois verdâtres ; et une douleur atroce au ventre et au creux de l'estomac calmée par une large pression sur la paroi abdomidale. Les personnes intoxiquées par le plomb portent sur le bord libre des gencives inférieures un liseré jaunâtre caractéristique.

Traitement : piqûre de *morphine* d'un demi-centigramme, bains sulfureux, bains chauds. Quand la douleur sera un peu calmée, purgatif énergique avec 30 gr. *d'eau-de-vie allemande*. Régime lacté. Boire, en outre, dans la journée 4 verres de limonade sulfurique ainsi formulée :

Acide sulfurique pur.............	1 gr.
Sirop de sucre......................	50 gr.
Alcoolature de jus de citron......	1 gr.
Eau bouillie..........................	900 gr.

88. — COLIQUES UTÉRINES. Ou de matrice. Calmées par les cataplasmes laudanisés bien chauds, les lavements avec 15 gouttes de *laudanum de Sydenham* et le traitement de l'affection causale. (Voir § 187, § 350, § 353.)

89. — COMPÈRE LORIOT (ou Orgelet). C'est un petit clou qui pousse sur le bord des paupières. On le fera disparaître par des cataplasmes chauds, des compresses d'eau boriquée chaude. Au début l'application d'une pommade au *précipité jaune* (0 gr. 50 pour 20 gr. de vaseline) donne de bons résultats pour faire avorter le compère-loriot : ou mieux encore : onctions d'*Argent Nyrdahl.*

90. — COMPTE-GOUTTES. Petits instruments en verre servant à doser les gouttes de liquide. D'une manière générale, 20 gouttes d'eau distillée représentent 1 gr. d'eau. Avoir bien soin de tenir les compte-gouttes très propres, et dès que la pointe effilée du tube est cassée, ne plus se servir de l'instrument qui est par suite faussé.

91. — CONGESTIONS. Il y a congestion quand un afflux de sang subit se produit dans un organe (Voir les différentes congestions §§§ 91, 92, 93).

92. — CONGESTION CÉRÉBRALE. Liée au mauvais fonctionnement des artères, la congestion cérébrale se traduit par un étourdissement suivi de syncope, quand le sang ne circule plus dans le cerveau. Elle est fréquente à partir d'un certain âge, chez les gens alcooliques et intoxiqués par un poison quelconque, ou sans aucune cause chez les vieillards. La congestion cérébrale amène souvent l'apoplexie qui reste toujours très grave, *quand elle n'est pas mortelle.*

93. — CONGESTIONS DIVERSES. Dans la *congestion du foie* on suivra le régime général indiqué à l'article : *coliques hépatiques*. Le port d'un corset trop serré peut parfaitement amener une congestion hépatique, suivie de jaunisse (voir § 244). Les *congestions des reins* sont justiciables du régime lacté (voir régime, § 349). Les *congestions de la face et de la tête*, avec bouffées de chaleur, nausées, sont l'indice d'une maladie de l'estomac, ou chez la femme, de la puberté, des règles difficiles, du retour d'âge (voir ces mots). Ces congestions sont soulagées ou prévenues par l'usage de *l'Elixir de Virginie* qui fait circuler le sang, grâce aux principes éminemment actifs qu'il contient (hamamelis, capsicum). Les *congestions de matrice* sont également justiciables du traitement par *l'Elixir de Virginie*. De plus on prendra 2 fois par jour, des injections locales chaudes, de 2 litres d'eau bouillie dans lesquels on aura mis 1 cuillerée à café de *thymol* ou *d'aseptol*.

94. — CONGESTION PULMONAIRE. Peut suivre un refroidissement, ou apparaître brusquement avec la grippe. La congestion pulmonaire s'observe de même dans un certain nombre de maladies, en particulier les maladies du cœur. A la suite d'un chaud et froid la congestion se traduit par un point de côté avec oppression et un peu de difficulté de respirer ; le malade a la fièvre, de 38 à 40°, et le lendemain ou le surlendemain il peut avoir des crachats sanguinolents. Le traitement consiste en cataplasmes sinapisés du côté atteint, en potions cordiales. (thé, tisanes chaudes alcoolisées, grogs). A la suite d'une congestion pulmonaire on peut tirer des effets salutaires des *Dragées de Ruizia*. Dans la période de convalescence, suivre le traitement indiqué § 101.

95. — CONJONCTIVITE. Inflammation de la conjonctive, membrane muqueuse qui tapisse l'intérieur des paupières et qui recouvre le globe oculaire, causée par le froid, les corps étrangers (grains de sable, poussières diverses, etc.). La conjonctivite se traduit par de la rougeur autour de l'œil et sur l'œil lui-même, par un peu de cuisson et de larmoiement.

Traitement : lavages à l'eau boriquée tiède avec

une œillère en verre, et des compresses; en cas d'inflammation grave : collyre *au nitrate d'argent* à 2 p. 100 (1 ou 2 gouttes dans l'œil), application d'*Argent Nyrdahl* (pommade à *l'argent colloïdal* à 15 °/₀). Porter des verres fumés. Les personnes scrofuleuses ou anémiques ayant fréquemment les yeux collés le matin (yeux chassieux) soigneront leur état général en prenant un dépuratif (§ 129).

96. — CONJONCTIVITE PURULENTE DES NOUVEAU-NÉS. On peut dire que sur 100 enfants aveugles, les deux-tiers le sont devenus à la suite de cette maladie. Aussitôt après la naissance, on écartera les paupières de l'enfant et on lui versera dans l'œil un peu de jus de citron ou mieux une ou deux gouttes de collyre au *nitrate d'argent* à 2 p. 100. De cette façon on évitera la plupart du temps cette maladie grave et contagieuse, qui comporte de si terribles conséquences.

97. — CONSTIPATION. C'est la difficulté à aller à la selle, c'est l'irrégularité ou la rareté des garde-robes. La constipation se rencontre principalement chez les personnes qui ne mènent pas une vie active, ou qui restent trop longtemps assises (fonctionnaires, ronds de cuir), ou chez les gens qui restent trop dans leur lit. Dans les villes les trois quarts des femmes sont constipées. Sans être une véritable maladie, la constipation est une infirmité qui entraine après elle toutes sortes de désordres graves. La constipation prolongée amène des douleurs abdominales, des ballonnements du ventre, et des symptômes qui paraissent lui être étrangers tels que : embarras gastrique, rougeur de la face, étourdissements, maux de tête, somnolence, inaptitude au travail; elle prédispose à la terrible appendicite qui fait tant de victimes, quand elle n'est pas opérée à temps.

Pour se débarrasser de la constipation on devra suivre un régime très sévère. Une bonne hygiène et pas trop de viandes, des poissons frais, beaucoup de légumes verts et peu de farineux, pas de riz, peu de pommes de terre, beaucoup de fruits variés (des pruneaux), boissons abondantes (vin coupé d'eau). En même temps hygiène (§ 226) : 7 à 8 heures de sommeil. Le matin ablutions froides sur tout le corps suivies de frictions au gant de crin. Sports, exercices physiques en plein air, marche. Saison à Plombières ou à Châtel-Guyon.

Traitement médical : laxatifs : *Tamar Indien Grillon*, suppositoires à la glycérine, et surtout lavements frais tous les matins avec 1 litre d'eau et 1 verre à Bordeaux de glycérine. Une fois par semaine purgatif (voir ce mot). La constipation chez les femmes est améliorée par *l'Elixir de Virginie* au moment des époques et du retour d'âge.

98. — CONSTIPATION CHEZ L'ENFANT. Chez le *nouveau-né*, la constipation n'est pas un symptôme maladif sérieux. Quand elle est trop accentuée, il est nécessaire, pour que la santé ne soit pas compromise, de la combattre. Lorsque l'allaitement est fait par la mère ou par une nourrice, une simple modification du régime alimentaire de celle-ci peut remédier à la constipation de l'enfant (régime végétarien). Sinon, on emploiera de petits suppositoires glycérinés, des lavements de 40 à 50 grammes d'eau bouillie, un peu de *manne* (15 grammes) dans du lait, ou 0 gr.25 à 1 gramme de *magnésie*.

Au cours de la *deuxième enfance,* on recourra au régime végétarien, peu ou pas de sucre, peu de liquides. On habituera l'enfant à aller à la garde-robe tous les jours à la même heure, et on usera modérément des lavements, *sulfate de soude*, de *magnésie*, *huile de ricin.*

99. — CONTAGIEUSES (Maladies). On appelle ainsi les maladies transmissibles à l'espèce humaine, soit par contagion directe (vivre et rester avec un malade) ou indirecte (par les objets de ce malade, par la chambre où il a vécu). Ces maladies sont transmises soit par des miasmes, soit par des germes ou par des microbes. Elles peuvent être classées de la façon suivante :

1° *Les maladies contagieuses indigènes :* fièvre typhoïde, typhus exanthématique, variole, rougeole, scarlatine, diphtérie, variole, coqueluche, oreillon, tuberculose, cancer.

2° *Les maladies exotiques :* choléra, peste, fièvre jaune, bériberi, suette miliaire.

3° *Les maladies transmises par les animaux :* rage, morve, charbon, actinomycose.

4° *Les maladies parasitaires cutanées :* gale, teigne, pelade.

5° *Les maladies vénériennes :* blennorragie, syphilis, chancre mou.

Les personnes ayant des maladies contagieuses seront soignées et tenues dans la plus grande propreté. Elles prendront fréquemment des bains chauds ou froids suivant la prescription du médecin. Elles resteront isolées dans leur chambre, et la personne qui les soignera devra porter une blouse en toile facilement lavable, pour éviter d'imprégner ses vêtements des germes et des microbes contagieux. (Voir l'article *désinfection*, § 130.) Chaque fois que la garde-malade sort de la chambre, elle doit enlever sa blouse, et procéder à la désinfection de ses mains. Le linge de corps, les draps de lit du malade seront fréquemment changés et désinfectés. On désinfectera les crachoirs et les selles du malade. Enfin, après la guérison du malade, on baignera celui-ci, on l'habillera de linge frais et on le fera passer dans une autre chambre. Tous les objets qu'il aura employés seront désinfectés, et l'on procédera à la *désinfection complète de la chambre* (voir *désinfection*). Nous recommandons ces désinfections successives et complètes surtout dans la fièvre typhoïde, la diphtérie, la tuberculose, la variole, la scarlatine, la rougeole, la coqueluche, la peste, le choléra, la dysenterie, la fièvre jaune, le charbon. D'ailleurs le médecin donnera tous les avis nécessaires à ce sujet.

100. — **CONTUSIONS.** C'est le résultat d'un coup, d'une pression vive sur les parties du corps sans que la peau soit entamée. Les contusions simples amènent une bosse, un bleu, ou une ecchymose (voir ce mot). On atténue la douleur par des compresses d'eau fraîche imbibée d'*arnica* ou *d'eau blanche* et l'on fait un petit pansement sommaire.

101. — **CONVALESCENCE.** Etat d'une personne qui relève de maladie. A la suite de l'empoisonnement plus ou moins intense provoqué par une maladie, toutes les fonctions sont fortement ralenties. Les appareils pulmonaires, digestifs et urinaires, qui ont eu à éliminer des principes de mauvaise nature, ne sont plus en état d'accomplir les phénomènes normaux d'assimilation et de désassimilation ; le cœur est encore surmené du travail qu'il a eu à fournir, la circulation est ralentie et le sang appauvri. De son côté, le système nerveux demeure longtemps déprimé (neurasthénie), et ne peut plus présider aux actes importants qui lui sont dévolus. Dans tous les cas, le malade ne devra jamais passer d'un régime de malade à un régime normal. Après une maladie grave avec fièvre, il commencera par suivre le régime semi-lacté, le régime des dyspep-

tiques, puis le régime fortifiant enfin (voir l'article *régime*, § 349). Il prendra de l'*Ibogaïne* (2 à 4 *Dragées Nyrdahl* par jour) qui stimule l'organisme général ; aux repas un vin généreux au quinquina, tel que le *Vin de Gourou* (page 278). Enfin dans les convalescences de maladies chroniques, nous recommandons l'usage d'un dépuratif iodé (voir § 129).

102. — CONVULSIONS. On devra toujours appeler le médecin dans le cas de convulsions ; car elles peuvent être l'indice d'une maladie grave telles que l'épilepsie, l'hystérie, la danse de Saint-Guy, et chez la femme enceinte l'éclampsie (voir ces différents mots). Chez les enfants elles sont assez fréquentes, et la plupart du temps, ne constituent pas le symptôme d'une affection sérieuse. Les indigestions, les coliques, les vers intestinaux, la dentition, un maillot serré, et toute autre cause peuvent les occasionner. Mais elles peuvent être amenées par des maladies sérieuses telles que bronchite, diarrhée, méningites (voir ces différents mots) qui réclament les plus grands soins de la part des parents. D'une manière générale en attendant le médecin déshabiller complètement l'enfant, frotter le corps avec de l'eau de Cologne et le flageller, si la circulation ne se rétablissait pas bien, avec une serviette imbibée alternativement d'eau froide et d'eau chaude. Si la respiration de l'enfant tardait à se rétablir, on lui ferait la respiration artificielle (voir *asphyxie*, § 37).

103. — COQUELUCHE. Maladie contagieuse et épidémique qui frappe particulièrement les enfants. Ceux-ci peuvent attraper la coqueluche non seulement en jouant avec des petits malades, mais en passant à côté d'eux. Cette maladie commence toujours par un gros rhume, une petite bronchite qui dure 8 à 15 jours. C'est alors que la toux devient quinteuse, accompagnée d'inspiration sifflante et convulsive rappelant le gloussement d'une poule, et terminée par la reprise qui met fin à la congestion intense du visage. Ces quintes au nombre d'une vingtaine dans les 24 heures dans les cas moyens, amènent la plupart du temps des vomissements. L'état normal est satisfaisant et l'appétit conservé ; la température ne dépasse pas 38 à 38°,5. La coqueluche dure en tout 1 mois et demi à 2 mois et demi.

Traitement : quinine (0 gr. 50) ; antisepsie des fosses nasales par la vaseline *boriquée*, les inhalations d'*eucalyptus* phéniqué, les gargarismes antiseptiques. On pourra donner quelques vomitifs à l'*ipéca* pour débarrasser les bronches, et pour calmer les quintes on utilisera l'*antipyrine* (0 gr. 50). Dans les coqueluches graves, les enveloppements froids sinapisés du thorax et du cou toutes les trois heures peuvent être conseillés. Dès que le petit malade sera presque guéri, lui donner des *Dragées de Ruizia.* L'hiver on maintiendra ses forces par l'emploi de l'*Algarine Nyrdahl*, granulé sucré iodé, remplaçant l'huile de foie de morue et excellent dépuratif.

104. — COR AU PIED. Epaississements des chairs en un point, formé par une agglomération de tissu épidermique, sur les parties des pieds soumises au frottement des chaussures. Pour guérir cette infirmité on doit porter des chaussures assez larges, prendre des bains de pieds chaque jour et à la suite de ce bain frotter légèrement le cor avec une pierre ponce, jusqu'à ce que le cor diminue. On peut également empêcher la chaussure de frotter le cor en employant de petites rondelles de feutre percées d'un trou qu'on dispose sur la partie sensible. Enfin pour détruire les cors trop gros on emploie la solution suivante :

Collodion riciné................	100 gr.
Acide salicylique..............	20 gr.
Résorcine.....................	10 gr.
Chlorhydrate de cocaïne.......	0 gr. 25

On applique avec un pinceau cette mixture 2 fois par jour. Au bout de 3 à 4 jours prendre un bain de pied chaud 1/2 heure, et gratter avec l'ongle le cor qui s'en va aisément. La même formule est excellente pour les durillons et œil-de-perdrix (cor entre les doigts de pieds). On préserve ensuite la partie malade par une rondelle de feutre percée, ou par un petit linge bien propre qu'on change tous les jours.

105. — CORPS ÉTRANGERS. On entend sous ce nom tout ce qui se trouve accidentellement dans le corps humain, et qui ne devrait pas s'y trouver. Il peut y avoir des corps étrangers dans les voies digestives, les yeux, les oreilles, le nez, la vessie, etc. Dans tous les cas on doit appeler le médecin, car les corps étrangers sont souvent d'un pronostic grave. Voici la conduite à tenir dans les cas journaliers :

Yeux. On enlèvera les poussières, mouches, cils, éclats de bois, etc., avec une bague lisse et ronde (alliance). Si la poussière est derrière la paupière, appliquer une allumette (privée du bout de phosphore) sur la paupière, et saisissant les cils, retourner la paupière. La limaille de fer sera enlevée à l'aide d'un aimant. Il faudra être prudent, quand il y a des éclats de verre, et se servir de petites pinces. Quand l'œil est plein de boue, de limailles, etc., ne pas avoir peur de se mettre sous un robinet grand ouvert, et de se faire couler de l'eau dans l'œil pendant quelques instants. Appliquer ensuite des compresses d'*eau boriquée* ou d'une *infusion de thé*.

Oreilles. Ne jamais essayer soi-même l'extraction du corps avec un instrument quelconque; on risque de compromettre le sens de l'ouïe. Si un insecte s'y est introduit, faire des injections d'huile ou de glycérine avec une petite seringue en verre, et il sortira toujours de lui-même. Si un enfant s'est introduit un noyau dans l'oreille essayer le même moyen; sinon le médecin le retirera lui-même.

Nez. Il faut souffler en appuyant un doigt sur la narine non obstruée. En cas d'insuccès c'est avec une petite pince qu'on retire les corps étrangers du nez.

Voies digestives et respiratoires. Arrière-bouche, pharynx, larynx. Lorsqu'un de vos voisins s'étrangle ne pas lui taper dans le dos; cela ne sert absolument à rien. Si la personne tarde à reprendre sa respiration, lui introduire l'index au fond de la gorge et chercher à ramener les aliments. Cette manœuvre a le double effet de dégager l'arrière-bouche et de provoquer un vomissement. Si c'est une arête, chatouiller également le fond de la gorge jusqu'à ce que le vomissement s'en suive. Une arête pas trop grosse, avalée, n'est pas dangereuse car elle se dissout dans l'estomac; l'essentiel est qu'elle ne s'arrête pas au fond de la bouche, et qu'elle ne se fixe pas dans le larynx. On peut souvent retirer une arête du gosier à l'aide d'une pince. Il est des cas où lorsqu'un noyau, par exemple, est enfoncé trop à fond on ne peut rien faire pour le retirer. Le malade devient alors bleu et entre dans la période d'asphyxie; il ne peut être sauvé que par une trachéotomie d'urgence, suivie de la respiration artificielle et de la traction rythmée de la langue (voir § 37).

Estomac, intestin. Des petits cailloux ronds, des noyaux, différents petits objets peuvent être rendus avec les matières fécales. Pour obtenir ce résultat, manger des aliments solides et compacts ; boire peu. Les objets plus gros seront extirpés par l'ouverture de l'œsophage, de l'estomac et de l'intestin.

106. — CORYZA (ou Rhume de cerveau). Inflammation des muqueuses des fosses nasales caractérisée par un écoulement des narines d'abord aqueux et pouvant être presque incessant, puis enfin verdâtre ensuite, souvent accompagné de larmoiements, de maux de tête ou d'abrutissement. Généralement bénin, le coryza peut néanmoins se compliquer d'*ozène* (§ 302) et d'inflammation des oreilles et de la gorge, ou passer à l'état chronique.

Traitement préventif : mettre un peu de vaseline boriquée dans les narines, le soir en se couchant, pendant les temps de grippe. Dès qu'on a éternué plusieurs fois prendre 0 gr. 50 d'*antipyrine*. Lorsque le nez coule, aspirer par le nez une goutte ou deux de la solution suivante :

Solution saturée d'acide borique....	15 gr.
Chlorure de sodium................	0 gr. 50
Chlorhydrate de cocaïne	0 gr. 25

Quand le rhume est constitué on peut continuer à prendre 2 ou plusieurs fois par 24 heures cette excellente solution. Lorsqu'on mouchera et crachera vert, on fumera des *Cigarettes Américaines Leroy* ou on fera brûler de la *Poudre Américaine Leroy* (voir pages 266, 268) pour la respirer et faire des inhalations.

107. — COUP DE SANG. Voir apoplexie cérébrale. Les personnes un peu fortes, ayant une occupation sédentaire devront observer une bonne hygiène et faire de l'exercice, des sports. Les femmes à la période du retour d'âge prendront de l'*Elixir de Virginie* pour éviter les coups de sang.

108. — COUP DE SOLEIL (ou Insolation). Pour atténuer la brûlure mettre sur la figure pendant le jour de la poudre de talc et d'amidon, ou de la poudre de riz; la nuit du *glycérolé d'amidon*, de la pommade à l'*oxyde de zinc* (10 p. 100) ou du *Pelliséol*.

109. — COUPEROSE. On appelle ainsi l'acné rosacée, affection assez commune chez les personnes d'un certain âge, et surtout chez celles qui ont l'habitude de bien boire et de bien manger; les personnes albuminuriques et les personnes arthritiques peuvent être atteintes de couperose. Elle siège souvent sur les pommettes et le nez.

Traitement : Bonne hygiène (§ 226). Régime des dyspeptiques, eau pure ou minérale comme boisson; éviter la constipation (voir ce mot) et les excès de toutes sortes. Traitement local par le *Pelliséol* (voir page 274) et interne par un dépuratif (§ 129). Les dames approchant du retour d'âge se reporteront à l'article 353.

110. — COUPURE. Bénigne lorsqu'elle n'a pas atteint les gros vaisseaux, une coupure doit être lavée avec une solution antiseptique (*aseptol* à 1 pour 100, *sublimé*, etc.) et recouverte d'un bandage bien serré (§ 48). En général les deux lèvres de la plaie se referment sans qu'on soit obligé de suturer; néanmoins, lorqu'une coupure dépasse deux centimètres et qu'elle est un peu profonde, il vaut mieux demander au médecin de recoudre les chairs. En cas d'hémorragie, lire le numéro 217; voir également le § 305.

111. — COURBATURE. Sensation de fatigue dans tout le corps, en particulier dans les reins, accompagnée souvent de mal de tête, de fièvre, de perte d'appétit et quelquefois d'un point de côté. La courbature peut être simplement causée par une trop grande fatigue. Mais elle s'observe également au début de la plupart des maladies infectieuses et aiguës, telles que la grippe, les fièvres éruptives, la fièvre typhoïde, etc.

Traitement : repos au lit ; s'il y a fièvre, régime lacté, *antipyrine* (0 gr. 50) et *sulfate de quinine* (0 gr. 25). Les gens souvent courbaturés à la suite de travaux fatigants se trouveront bien en prenant de l'*ibogaïne* (*Dragées Nyrdahl* : 2 à 4 par jour), et en se faisant masser ou frictionner après une douche en pluie tiède.

112. — COXALGIE. Tumeur blanche ou abcès froid de la hanche. C'est une maladie des enfants qui reconnait pour cause, la scrofule et la tuberculose (voir ces mots). Une coxalgie est toujours grave; au début l'enfant boite, puis il se forme des abcès soit dans l'articulation, soit dans les régions voisines, et le membre atteint ne fonctionne plus sans douleur. Le médecin devra être appelé, quand sans cause, un enfant boitera légèrement, ou se plaindra de douleurs dans la hanche et la cuisse. Plus la coxalgie est soignée de bonne heure, mieux elle guérit.

Le traitement consiste en révulsion sur la hanche malade : vésicatoires ou pointes de feu, et surtout en immobilisation forcée par un appareil plâtré qui amène l'ankylose. Le traitement général aura pour but de relever les forces du malade, et d'empêcher les poumons de se prendre à leur tour, ce qui arrive fréquemment. On donnera aux enfants de l'*Algarine Nyrdahl* qui remplace l'huile de foie de morue et du *Vin de Moride aux Plantes Marines*. On les enverra au bord de la mer (Berck-sur-Mer).

113. — CRACHEMENTS DE SANG. Les crachements de sang peuvent provenir : du nez, de l'arrière-bouche, de l'estomac ou des poumons. Quand un malade a des saignements de nez (voir § 217), il peut cracher du sang ; de même quand il a eu un effort dans la gorge. Lorsqu'il y a véritable vomissement de sang, soit rouge, soit noir, c'est l'indice d'une maladie d'estomac (gastrite hémorragique, ulcère). Quand il est rendu à la suite de quintes de toux, s'il est rosé, et sous forme de mousse, il provient des poumons (congestion, pneumonie, phtisie). Dans tous les cas, on doit chercher le médecin. En l'attendant, le malade sera mis au lit, complètement à plat. Il n'aura pas le droit ni de bouger, ni de parler. Il pourra prendre quelques boissons glacées et sucer de petits morceaux de glace.

114. — CRAMPES. — 1° *Crampes simples.* Sensations douloureuses dans les membres, causées par une contraction des muscles. Les crampes peuvent survenir à la suite d'une fausse position, après une grande fatigue, ou chez les gens nerveux et arthritiques. On les fait disparaître par les frictions, le massage, les douches froides et chaudes, l'électricité.

2° *Les crampes d'estomac* sont dues soit au mauvais fonctionnement de l'estomac, soit à l'état nerveux du malade. Nous recommandons de boire un demi-verre d'eau de Vichy 1/2 heure avant chaque repas, et de suivre le régime des dyspeptiques (voir *régime*, *dyspepsie*).

3° Les crampes provenant des varices, varicocèles, hémorroïdes, du retour d'âge et des troubles dus au mauvais fonctionnement de l'appareil circulatoire (voir § 79), sont guéries par le traitement de ces affections.

115. — **CREVASSES**. En hiver, on peut avoir des *crevasses sur les mains*. On les rendra moins douloureuses en y mettant de la vaseline et de la glycérine pendant la nuit, et en mettant ses mains dans de vieux gants pour ne pas tacher les draps de lit. Si elles persistent, application de *Pelliséol* mélangé de moitié de vaseline.

Pour éviter *les crevasses du sein*, laver le mamelon avec un tampon d'ouate imbibée d'eau boriquée après chaque tétée, et mettre un peu de vaseline boriquée qu'on enlèvera doucement avec un linge très propre et très doux au moment de présenter le sein à l'enfant.

116. — **CROISSANCE**. L'enfant, les jeunes gens et les jeunes filles doivent être surveillés de très près pendant les périodes de la croissance. C'est en effet à ce moment que la travail vital est le plus énergique, et que toutes les fonctions s'accomplissent avec le plus d'intensité. Il y a donc lieu de favoriser par tous les moyens possibles les phénomènes d'assimilation et de désassimilation, et même de les stimuler. C'est pendant la croissance qu'apparaissent souvent l'anémie, la chlorose, la tuberculose (voir ces mots) et autres maladies graves. Très souvent aussi les extrémités osseuses deviennent douloureuses ; il peut se produire du gonflement avec fièvre, et il ne tarde pas à se déclarer une inflammation de l'os (voir ostéomyélite). Préventivement les jeunes gens devront pratiquer l'exercice et la marche en plein air, — sans les fatiguer toutefois, — et on leur fera suivre les règles de l'hygiène (voir ce mot). Les jeunes filles, à l'époque de la puberté, et quand elles sont mal réglées prendront de l'*Elixir de Virginie*, qui favorise et régularise les époques. (Voir formation des jeunes filles.) Jeunes gens et jeunes

filles pourront tirer grand profit du traitement par le *Vin de Moride* (*aux plantes marines*), puissant dépuratif, et *l'Algarine Nyrdahl* qui remplace l'huile de foie de morue. A ceux qui manquent totalement de forces et d'énergie, qui sont plus ou moins neurasthéniques, on prescrira les *Dragées d'Ibogaïne Nyrdahl*, médicament qui stimule le système nerveux et le tonifie.

117. — CROUP. Accidents de suffocation causés par la diphtérie du larynx. (voir *diphtérie.*) Peut survenir à la suite de l'angine couenneuse (voir *diphtérie*) ou d'emblée. Le larynx est tapissé de fausses membranes qui empêchent le malade de respirer. Le croup est excessivement contagieux. (Voir *désinfection.*) Il éclate 4 ou 5 jours après l'angine et consiste en accès de suffocation plus ou moins terribles, surtout la nuit. Pendant plusieurs minutes l'enfant se débat avec angoisse contre l'asphyxie menaçante. Le petit malade a la voix enrouée, éteinte; sa toux est éraillée, puis sourde. Les crises peuvent se répéter de 10 à 15 fois dans les 24 heures, et l'enfant meurt par asphyxie ou en syncope. Le croup peut apparaître immédiatement, sans être précédé d'angine ni de fièvre. Donc : lorsqu'un enfant aura un accès de suffocation intense, appeler immédiatement le médecin.

Traitement : compresses très chaudes sur le larynx au cas où l'on serait en présence du faux-croup. (voir § 173.) Le médecin pratiquera comme dans la diphtérie des injections de sérum antidiphtérique. Suivant les circonstances, il fera soit le tubage, soit la trachéotomie. (Opérations chirurgicales spéciales ayant pour but de rétablir la respiration.)

118. — CUBÈBE (Piper cubeba). Fruit d'un arbuste indien qui rentre dans la composition des

Cigarettes Américaines et de la Poudre *Américaine Leroy*. Pris à l'intérieur c'est également un médicament utile dans la blennorragie (10 à 15 gr. par jour).

119. — CUIR CHEVELU (Maladies du). Causées soit par la malpropreté, soit par un échauffement du sang ou par des microbes comme toutes les maladies de la peau. Les plus communes sont : la pédiculose (poux), les pellicules, l'eczéma, le pityriasis, la séborrhée (peau grasse), la gourme, la teigne, la pelade, (voir ces différents mots). Dans tous les cas le malade devra avoir les cheveux aussi courts que possible, et il devra se laver la tête une fois par semaine avec une décoction tiède de *bois de Panama*, et une fois par semaine avec du *savon de goudron*. Le traitement comprend : le régime des dyspeptiques, l'emploi du *Pelliséol* en frictions légères, et l'usage d'un dépuratif (voir § 129).

120. — CUISSON. Irritation de la peau. Chez l'enfant, mettre du talc ou de l'amidon. Chez l'adulte la nuit application de *glycérolé d'amidon* ; le jour saupoudrer de talc. Si les cuissons ne cessent pas, elles sont l'indice d'une maladie de peau. Suivre alors le régime des dyspeptiques et se soigner au *Pelliséol* ou à la *pommade de zinc* (1/10).

121. — CYSTITE. Inflammation de la vessie. Elle se traduit par une envie fréquente d'uriner et par des douleurs dans le bas-ventre. Elle survient souvent à la suite de l'inflammation, de l'urèthre, de la blennorragie, d'un sondage mal fait, d'excès alcooliques, d'absorption de cantharides, etc. C'est toujours une maladie sérieuse très guérissable à condition d'être entre les mains d'un médecin. Le traitement consiste en lavages antiseptiques de la vessie, et absorption de préparations balsamiques, de térébenthine, etc.

D

122. — DANSE DE SAINT-GUY. Appelée scientifiquement chorée. C'est une maladie nerveuse assez fréquente chez les filles entre 6 et 15 ans qui consiste en irritabilité, mouvements saccadés de la face et des membres, gesticulations de la tête, des bras et des jambes sans mesure ni raison, tics convulsifs, parole bredouillée, troubles de mémoire, modifications du caractère. Durée : de 5 semaines à 3 mois et plus.

Traitement : arsenic (*Liqueur de Boudin*), *bromures* (1 à 4 gr.), *antipyrine* (3 à 5 grammes).

123. — DARTRES. D'après la nouvelle théorie de l'hôpital Saint-Louis à Paris les dartres ne sont que des manifestations bénignes de l'eczéma. Le malade devra se purger une fois par mois, suivre le régime des dyspeptiques (§ 349) prendre des bains fréquents (2 ou 3 fois par semaine) à l'amidon ou au son, et prendre un dépuratif (§ 129). Sur les dartres il appliquera une pommade à l'*oxyde de zinc* (à 10 p. 100), et mieux encore du *Pelliséol*.

124. — DÉLIRE. Association d'idées plus ou moins fausses que le malade émet pendant une fièvre violente. Le délire simple se calme par les bains chauds. Le délire aigu est dangereux pour le malade lui-même et pour son entourage. On doit mettre tous les objets dangereux hors de la portée du malade, et le surveiller pour qu'il ne brise pas le mobilier, ou ne se jette par la fenêtre, dans l'eau, etc. Il est surtout dangereux chez les gens alcooliques où il prend le nom de *delirium tremens* (voir § 125) et chez les gens qui ont été aux colonies et y ont contracté les fièvres. En règle générale le traitement consistera en bains chauds à 35° et en potions au *chloral* (2 à 3 gr. et plus), en injections de *morphine* (2 de 1/2 centigramme).

125. — **DELIRIUM TREMENS.** Délire aigu des alcooliques, qui se traduit par des hallucinations, associées à de la fièvre, des sueurs abondantes et à un tremblement généralisé pouvant aboutir à la mort. C'est à la période d'intoxication complète du système nerveux, du cerveau et de la moelle par l'alcool, que le delirium tremens fait son apparition. On donnera des bains tièdes et 2 injections de *morphine* (1 centigramme en 2 fois), du *chloral* (2 à 3 gr.) Si le malade en guérit, il faudra le déshabituer graduellement de sa passion immodérée pour l'alcool. Lire également le n° 10.

126. — **DÉMANGEAISONS (Prurit).** Causées par de l'irritation locale, et par une légère inflammation de l'épiderme. La plupart du temps les démangeaisons sont l'indice d'une maladie de peau (voir ce mot). On peut calmer les démangeaisons par les bains tièdes au son ou à l'amidon après lesquels on doit saupoudrer les parties irritées de poudre d'amidon ou de talc. La nuit on les enduit de *Pellisédol.* Lorsque les démangeaisons sont trop fortes et qu'elles empêchent le malade de dormir, appliquer la *pommade* suivante :

Menthol. . . . . . , .	1 gr.
Vaseline.	30 gr.

Le malade suivra le régime des dyspeptiques qui est le même que celui des malades de la peau (voir § 349).

127. — **DENTS.** *Soins de propreté.* — Laver matin et soir les dents avec une brosse à dents un peu

ferme sur toutes leurs faces. Avant de se coucher passer un fil de soie entre les dents.

Elixirs dentifrices. — La plupart sont bons ; ils contiennent de l'*alcool de menthe* et par suite antiseptisent l'eau.

Poudre dentifrice. — *Formule :* parties égales de *craie*, *charbon*, *quinquina*, *crème de tartre ;* ajouter un peu de *menthe*.

Conseils préventifs. — Voir le dentiste une fois par an, car il peut exister de petites caries qui ne font pas souffrir et qui peuvent alors s'aurifier.

Conseils curatifs. — Quand la carie est moyenne on peut encore essayer de l'aurifier ; mais la dent est souvent trop sensible, et il faut la plomber, ce qui est moins joli. Pour les dents de devant on est par la même raison obligé parfois de les cimenter. Si la carie est trop profonde, il faut procéder à l'extraction et mettre une dent artificielle, à moins qu'on préfère faire détruire le nerf ; mais dans ce cas la dent est morte et peut amener des abcès toujours très douloureux.

Abcès dentaire. — Gargarismes fréquents, antiseptiques et aussi chauds que possible. Si l'abcès ne se perce pas tout seul, recourir au bistouri du docteur.

Rages de dents. — Imbiber un coton d'une solution de *créosote*, *borax* et *opium* et l'entrer dans la cavité dentaire. Changer toutes les 2 heures. Compresses chaudes sur la joue. Aussitôt que possible se rendre chez le dentiste.

Appareils dentaires. — Les fausses-dents, râteliers, redresseurs, etc., doivent être soigneusement nettoyés 2 fois par jour après les repas.

128. — DENTS DE SAGESSE. Au nombre de 4, ce sont les dernières qui poussent. Leur éruption a lieu de 18 à 30 ans ; elle s'accompagne le plus souvent de névralgies (§ 282), de gingivite ou inflammation des gencives, et quelquefois d'abcès dentaires. On peut faciliter la sortie de ces dents en incisant en croix la gencive sous-jacente.

129. — DÉPURATIFS. On appelle ainsi les médicaments ayant pour but de chasser du corps les mauvaises humeurs, de détruire les principes âcres et morbides contenus dans le sang, et de faire disparaître du système circulatoire les germes infectieux pouvant nuire au bon fonctionnement de l'organisme général. Plusieurs voies nous sont offertes pour dépurer le sang.

En premier lieu, l'intestin ; c'est par des purgatifs (§ 341) répétés qu'à la suite d'infections générales telles que les maladies fébriles, on peut éliminer une grande partie des matériaux de désassimilation nuisibles à l'économie générale.

En second lieu, les reins ; d'où l'utilité des tisanes et infusions chaudes diurétiques, qui ont pour but de laver le sang et d'augmenter la quantité d'urines.

En troisième lieu, la peau, qui par ses nombreuses glandes sudoripares et sébacées, contribue comme le rein à la dépuration générale. Il faut donc rechercher à faire suer le malade. Pour faciliter les fonctions cutanées, l'hydrothérapie (bains chauds et douches) et le massage sont tout indiqués pour désobstruer les pores de la peau, et favoriser la respiration cutanée.

Enfin, en quatrième et dernier lieu, le sang que par des médicaments appropriés, on peut purifier, rendre moins vicié et décharger des humeurs glaireuses qu'il contient. Citons parmi les dépuratifs du sang les plus puissants le *jus de cresson* et de *salsepareille*, *le Vin de Moride aux Plantes Marines* (iodé), la levure de bière, *l'Algarine* (granulé sucré remplaçant le *Vin de Moride)*, le *Sirop de Moride* (antiscorbutique), enfin l'*iodure de potassium* peu recommandable dans les maladies moyennes, à cause de sa mauvaise saveur, du coryza et de la dyspepsie qu'il occasionne. Ces breuvages peuvent se prendre au milieu, ou après les repas, 2 fois par jour et pendant une période de 3 semaines. On doit alors se reposer 8 à 10 jours et refaire une 2e cure. (voir pages 253, 269).

130. — DÉSINFECTION. C'est la pratique vulgaire et courante de l'antisepsie. Ayant pour but de détruire les microbes, germes et miasmes, la désinfection emploie donc les antiseptiques et la chaleur.

Désinfection du linge. — Lessive, ébullition, *eau de javel, hypochlorite de soude, sulfate de cuivre* (6 à 8 gr. par litre d'eau). Pulvérisations d'*aldéhyde formique.* Etuves à la vapeur et à l'*anhydride sulfureux.*

Désinfection des mains. — Lavages au savon de Marseille et à la brosse pendant 5 minutes. Solution de *permanganate de potasse* à 1 p. 1.000. Décolorer avec solution de *bisulfite.* Lavages au *sublimé* (1 p. 1.000), à *l'aseptol* (1 p. 100).

Désinfection des objets usuels. — Solution à l'*oxycyanure de mercure* (1 p. 1.000), à *l'aseptol* (1 p. 100). Pulvérisations d'*aldéhyde formique,* de *crésyl.* Flambage ou ébullition. Vapeurs de soufre.

Désinfection des crachats et des selles. — *Sulfate de cuivre* (7 gr. p. 1.000). *Crésyl* (1 p. 50). *Aseptol* (1. p. 50). *Hypochlorite de chaux* (5 p. 100).

Désinfection des locaux. — Les antiseptiques énumérés précédemment. Le meilleur antiseptique qui ne tache pas et n'abîme pas est le *formol* (250 gr. p. 100 mètres cubes).

Désinfection des fosses d'aisance. — *Sulfate de cuivre* (7 p. 1.000). *Sulfate de fer* (9 à 10 p. 1.000) :

moins cher que le cuivre. Cendres, huiles lourdes de houille, chaux.

Désinfection des cadavres d'animaux. — Crémation ou feu. Chaux vive. Huiles de houille et de goudron. Faire pousser des plantes sur la terre qui recouvre les cadavres.

131. — DÉVIATIONS. Se produisent généralement dans l'enfance ou à l'époque de la puberté, c'est-à-dire avant que les os soient complètement formés. La colonne vertébrale peut se courber latéralement (scoliose) ou d'avant en arrière et réciproquement (ciphose, lordose, c'est-à-dire les bosses). Le traitement est fort long ; il nécessite la présence d'un médecin spécialiste et d'appareils orthopédiques pour le redressage qui est souvent compliqué. L'état général sera remonté par les préparations iodées (§ 242) et par l'*Algarine* qui remplace l'huile de foie de morue.

132. — DIABÈTE. Maladie caractérisée par le passage du sucre dans les urines, et favorisée par l'hérédité, l'alimentation trop riche en sucre ou trop plantureuse, l'abus de la bière et du cidre, les professions sédentaires. Début : on s'en aperçoit par hasard et par les signes suivants : anthrax fréquents (au cou ou ailleurs), appétit souvent exagéré, soif vive et élimination des urines fortement accrue. En examinant les urines, on trouve alors du sucre. Si l'on n'a pas diagnostiqué assez tôt le diabète pour l'enrayer, le malade présente les signes suivants : augmentation des symptômes énumérés plus haut, dyspepsie, amaigrissement, inflammation de la bouche et des gencives, maladies de la peau : eczémas, urticaire, démangeaisons, affaiblissement de la vue ; migraine, goutte, gravelle, asthme, obésité, etc. Le diabète s'améliore par un bon traitement ou du moins est compatible avec une longue existence.

Traitement : La viande, le poisson, les graisses, les œufs, les légumes verts, l'eau rougie, le thé et le café sans sucre sont permis. Les sucreries, pâtisseries, féculents, pains ordinaires, fruits sucrés, bière, cidre, confitures, vins sucrés et mousseux seront rigoureusement défendus. A la place de pain on prendra du pain de soya ou de gluten, de la pomme de terre au four (100 grammes); le sucre sera remplacé par de la saccharine ou de la glycérine. Enfin nous recommandons une bonne hygiène, l'exercice au grand air, les bains et l'hydrothérapie, les frictions et le massage.

133. — DIARRHÉE. Consiste en selles plus ou moins liquides qui peuvent être accompagnées de coliques. L'aspect, la couleur et l'odeur des matières rendues varient suivant la cause qui provoque la diarrhée. Elle peut être causée par une indigestion, par de la dyspepsie intestinale, des intoxications et des infections variées. Quand elle provient de l'inflammation d'intestin ou entérite (§ 157) elle est beaucoup plus grave et exige un traitement plus long. Les garde-robes contiennent alors des fragments d'intestin ou de muqueuse (glaires), des graviers, de la bile, des filaments sanglants. La diarrhée peut alors entraîner de l'amaigrissement et de l'anémie.

Traitement de la diarrhée ordinaire. S'abstenir de fruits et légumes crus; suivre le régime des dyspeptiques (§ 349). Prendre 2 fois par jour 50 ou 60 gouttes d'*élixir parégorique* ou 3 ou 4 gouttes de *laudanum de Sydenham*; cachets de *sous-nitrate de bismuth* à 1 gramme : 2 par jour. Si la diarrhée est un peu forte suivre le régime semi-lacté (§ 349). Il sera bon avant tout traitement de prendre un purgatif salin : 30 grammes de *sulfate de soude* dans un verre d'eau ou une eau purgative naturelle (§ 341). Pour la diarrhée chronique nous renvoyons au § 157 concernant l'*entérite*.

134. — DIARRHÉE INFANTILE. Surtout fréquente en été, la diarrhée chez l'enfant doit être soignée immédiatement, parce que c'est la maladie qui fait le plus de victimes parmi les enfants en bas âge. Elle est due aux tétées irrégulières et à la mauvaise alimentation (voir § 14). Quand les selles sont jaunes, la diarrhée se guérit facilement. Bien régler l'alimentation et donner la potion suivante :

Acide lactique.......... 0 gr. 10
Julep gommeux......... 100 gr.

A prendre par cuillerées à café toutes les heures

et de l'*eau albumineuse* (un blanc d'œuf dans 300 grammes d'eau bouillie et sucrée, avec de la fleur d'oranger). Si la diarrhée prend une couleur verte on doit appeler le médecin et suivre rigoureusement ses prescriptions.

135. — DILATATION. Augmentation de capacité d'un organe ou d'une partie de cet organe.

Dilatation d'estomac. Causée par le mauvais fonctionnement de l'estomac (gastrite, dyspepsie), par les excès de nourriture et de boissons, par la neurasthénie, etc. *Symptômes :* clapotement de l'estomac après les repas, langue blanche, constipation, envie de dormir, maux de cœur, crampes, lourdeur et pesanteur de l'estomac, vertiges, éblouissements.

Traitement : Régime des dyspeptiques (§ 349) : boire peu aux repas, infusions chaudes dans la journée ; exercice en plein air, massage, sports.

Dilatation des bronches. S'observe à la suite des

bronchites chroniques, tuberculose, emphysème. Crachats souvent fétides.

Traitement: bonne hygiène. Balsamiques: *Dragées de Ruizia.* Remplacer le tabac par les *Cigarettes américaines Leroy* qui soulagent bien la toux et désinfectent les voies respiratoires, ou faire brûler de la *Poudre américaine Leroy* dans la chambre du malade pour qu'il en aspire les vapeurs.

136. — DIPHTÉRIE. Maladie infectieuse souvent épidémique due à un microbe bièn déterminé. La diphtérie est extrêmement contagieuse (voir *m. contagieuses*), et peut s'attraper plusieurs fois; elle est surtout fréquente chez les enfants, mais les adultes peuvent parfaitement lui payer tribut. La diphtérie du pharynx est l'angine couenneuse, la diphtérie du larynx, le croup. Ordinairement cette maladie débute insidieusement par une angine moyenne avec peu de fièvre (38°), de deux à sept jours après la contagion. On remarque sur l'une des amygdales une pellicule blanche, ou fausse-membrane, qui est peu adhérente à la muqueuse. Sitôt enlevée, cette membrane se reproduit avec rapidité, et tend à gagner la luette, le fond du pharynx, l'autre amygdale, et même les fosses nasales, le palais et la bouche. Après quelques jours, elle devient jaunâtre ou grise. On constate à l'angle de la mâchoire, un ou plusieurs petits ganglions. Le malade peut rejeter des membranes par la bouche ou le nez. La diphtérie peut être bénigne, durer 5 à 6 jours, et guérir pour ainsi dire sans traitement. Ordinairement elle se propage au larynx et prend alors le nom de croup. Cette propagation a lieu du 3me au 5me jour, et s'annonce par une fièvre de 39 à 39°,5, par une toux voilée, par la voix qui devient éraillée et s'éteint, puis par de la difficulté de respirer, et de l'oppression. Avant la découverte du *sérum antidiphtérique* par Roux, on se tenait sur ses gardes et quand le petit malade était mourant, on lui faisait l'opération de la trachéotomie. Le traitement actuellement consiste dans l'injection de sérum antidiphtérique de Roux, et dans le tubage, quelquefois encore dans l'opération de la trachéotomie, qui a pour but de faire une ouverture dans le larynx.

Règle générale. — Quand un enfant a une angine avec fièvre, on doit chercher le médecin sans retard, surtout si on a pu voir dans la gorge une peau blanche. Le diagnostic entre les angines simples et les angines diphtériques n'est souvent possible que par l'examen des membranes de la gorge avec un microscope (de 18 à 24 heures de temps). En attendant le médecin, badigeonner prudemment le fond de la gorge, sans faire saigner, avec un tampon d'ouate (au bout d'un petit bâton) imbibé de *naphtol camphré* ou de *glycérine au sublimé* au 1/30, et donner 0 gr. 25 d'*antipyrine*, 0 gr. 25 de *sulfate de quinine*.

137. — DOUCHES. Excellentes pour régulariser et tonifier le système nerveux. Chez les personnes en bon état de santé elles peuvent être indistinctement prises froides ou chaudes, mais toujours très courtes. Les sujets atteints d'une affection nerveuse ou quelconque, doivent toujours consulter leur médecin pour savoir le genre de douches qu'ils doivent prendre (pluie, jets, écossaises, froides, chaudes, tièdes). Les douches chaudes ou tempérées sont seules permises aux arthritiques et rhumatisants, aux malades du cœur ; on fait suivre alors la douche d'un massage.

138. — DOULEUR. C'est le symptôme le plus fréquent d'une foule de maladies. Le premier soin doit être d'en rechercher la cause, et, celle-ci étant trouvée, de la traiter par les moyens habituels. Mais la douleur est dans certains cas un symptôme à traiter en soi, au même titre que la fièvre, l'anémie, l'hémorragie, etc.

Au premier rang des calmants de la douleur, il faut citer l'*opium*. Il a le grave inconvénient de constiper. C'est de plus un remède dangereux quand on en abuse (morphinomanie) et il ne faut jamais l'employer chez l'enfant jeune.

Doses : *laudanum de Sydenham*, de 2 à 15 gouttes ; *morphine* : un demi à un centigramme ; *extrait thébaïque* : 0 gr. 02 à 0 gr. 10 ; *élixir parégorique* : 1 à 2 cullerée à café (15 gouttes valent 1 de laudanum).

La *belladone* est moins analgésique que l'opium, mais elle ne constipe pas, au contraire. On l'emploie en sirop : 15 à 25 grammes, ou sous forme de *baume tranquille*, d'*onguent populeum* pour onctions ou frictions.

L'*antipyrine* est un bon analgésique. Elle n'est pas toujours bien supportée par l'estomac ; c'est pourquoi il vaut mieux la prendre en solution dans l'eau de Vichy. Elle agit quelquefois défavorablement sur les reins qu'elle empêche de fonctionner normalement ; il faut donc surveiller la quantité d'urine émise dans les 24 heures. Enfin elle peut provoquer chez certaines personnes des éruptions de la peau. Dose : de 0 gr. 50 à 2 gr. 50.

L'*acétanilide* (0 gr. 10 à 0 gr. 40) et la *phénacétine* (0 gr. 25 à 1 gr.) agissent comme l'antipyrine et ne provoquent généralement pas d'éruptions.

Le *chloroforme* et *l'éther* qui servent à endormir les malades au cours des opérations chirurgicales sont très inférieurs à l'opium contre la douleur ; on les emploie sous forme de *sirop d'éther* ou *d'eau chloroformée*. Leur dose à tous les deux est de 1 à 8 cuillerées à café.

Nous ne citerons que pour mémoire le *pyramidon* (0 gr. 25 à 0 gr. 30), la *cocaïne* (0 gr. 01 à 0 gr. 05), le le *chloral* (1 à 3 gramme).

Enfin le nombre des moyens externes à employer contre la douleur est considérable. Nous ne ferons qu'en énumérer quelques-uns : sinapismes, ventouses, vésicatoires, pointes de feu; frictions calmantes; salicylate de méthyle; enveloppements humides chauds ou froids; grands bains; cataplasmes laudanisés, siphon de chlorure de méthyle, etc.

139. — DRAGÉES NYRDAHL. A base d'ibogaïne. (Voir page 26.) Dose : 2 à 6 par jour.

140. — DYSENTERIE. C'est une entérite infectieuse, contagieuse, épidémique qui sévit surtout dans les pays chauds, dans les agglomérations d'individus soumis à une alimentation insuffisante ou défectueuse. Elle est annoncée par une diarrhée bilieuse intense, avec violentes brûlures et spasmes de l'anus, qui se transforme bientôt en selles visqueuses, mousseuses, et sanguinolentes, comparées au frai de grenouille. La langue est blanche, l'appétit diminué, et le malade a de la fièvre (38 à 39°). Dans les formes graves, le malade perd ses forces et s'affaiblit graduellement. La dysenterie peut durer de 10 à 15 jours et plus, et passer à l'état chronique.

Traitement. A la maladie déclarée, on opposera la diète lactée absolue, associée ou non au *bismuth*, aux opiacés (*laudanum, élixir parégorique, extrait thébaïque*). Au début, on doit prendre un purgatif au *calomel :* (0 gr. 30 à 0 gr. 40), et ensuite la potion suivante : *Ipéca :* 5 gr.; faire infuser dans 100 gr. d'eau, passer et ajouter 15 gr. de *sirop diacode :* une cuillerée toutes les 2 heures. Dans les dysenteries chroniques on essaiera tour à tour le *benzonaphtol* (0 gr. 50), les pilules de *bleu de méthylène* (0 gr. 10 à 0 gr. 15), les lavements de *nitrate d'argent* (0 gr. 20 à 0 gr. 25 centigrammes p. 200 d'eau), enfin le *kossam*.

141. — **DYSPEPSIE.** Difficulté habituelle de la digestion due au mauvais fonctionnement de l'estomac et qui s'observe chez les gros mangeurs et buveurs, les alcooliques, les fumeurs et encore chez les neurasthéniques, les surmenés et les nerveux. Il existe des dyspepsies par augmentation de la sécrétion acide de l'estomac, ou par diminution de cette sécrétion. Le malade s'en rendra facilement compte lui-même, car dans la dyspepsie acide il ressentira des renvois acides et des aigreurs qui lui brûleront la gorge. Les symptômes des dyspepsies sont très nombreux; ordinairement le malade n'en constate que 3 ou 4. Nous les énumérons quand même en partie. Exagération ou diminution de l'appétit. Langue blanche. Soif vive. Après les repas, congestion, pesanteur, oppression; gonflement de l'estomac. Renvois; aigreurs. Douleurs et crampes, gastralgies, avant ou après les repas. Constipation. Parfois troubles divers: vertiges, éblouissements, étourdissements; maux de cœur et nausées; dans les cas graves, vomissements et même syncope. Dans certaines dyspepsies, maladies de peau : démangeaisons, urticaire, eczéma. Chez les vieux dyspeptiques, inflammation d'intestin et du foie.

Traitement : Dans la plupart des dyspepsies suivre le régime des dyspeptiques (§ 349); dans les dyspepsies graves avec vomissements, régime semi-lacté ou lacté (§ 349).

Conseils particuliers aux différents dyspeptiques: *Dyspepsie par manque d'acide* : prendre deux fois par jour 6 gouttes d'*acide chlorhydrique* dans un grand verre d'eau au milieu du repas. Infusions chaudes après les repas : camomille, tilleul, etc.

Dyspepsie par excès d'acide (la plus commune). Faire usage d'alcalins. (Eau de Vals, Pougues, Vichy, Saint-Galmier, etc.) et de tisanes chaudes. Contre les crampes prendre 1/2 heure avant les repas un demi-verre d'eau de Vichy ou d'eau alcaline artificielle (1 gr. de *bicarbonate de soude* dans un litre d'eau bouillie).

Dyspepsie grave avec vomissements : repos au lit. Lait ou boissons glacées. Potions à la *morphine* ou à la *cocaïne*. Lavages d'estomac.

Conseils généraux : Les dyspeptiques doivent faire des exercices physiques modérés et en particulier ceux qui font travailler les muscles abdominaux; ils se soumettront à une hygiène sévère (§ 226) et ne feront pas d'excès d'aucune sorte. Le tabac et l'alcool seront complètement proscrits, et le malade ne devra pas chercher à prendre trop de drogues et de médications inutiles. Une fois par semaine diète lactée, et une fois par mois purgatif léger (§ 341).

Enfin nous recommandons de bien mastiquer les aliments avant d'avaler; on doit mâcher une vingtaine de fois au moins, jusqu'à ce que la nourriture n'ait plus absolument aucun goût. De cette manière le bol alimentaire bien malaxé dans la salive ne saurait nullement fatiguer l'estomac, puisqu'il épargne à cet organe le soin de le réduire en bouillie. La mastication est une des phases les plus importantes de la digestion, même en suivant le régime spécial.

E

142. — EAUX MINÉRALES. Se prennent en bains, douches, inhalations, pulvérisations, lavements, boisson. On les classe en plusieurs catégories.

Eaux sulfureuses. Aix-les-Bains, Allevard, Amélie-les-Bains, Argelès-Gazost, Barèges, Bagnères-de-Bigorre, Bagnols, Cauterets, Challes, Cambo, Eaux-Bonnes, Eaux-Chaudes, Enghien, Bagnères-de-Luchon, Saint-Sauveur, Pierrefonds, Saint-Honoré. La plupart de ces sources sont employées dans le traitement des rhumatismes, bronchites chroniques, pharyngite, laryngite, tuberculose, maladies de peau.

Eaux chlorurées-sodiques. Bourbon-Lancy, Balaruc, Bourbon-l'Archambault, Bourbonne, Châtel-Guyon, Salins-Moutiers, Biarritz, Salins, Salies-de-Béarn, Uriage. Ces eaux sont bonnes dans les arthrites, névralgies, plaies ou blessures anciennes, suites d'entorses et de fractures, paralysies, anémie, scrofule, rachitisme, débilité, artério-sclérose, maladies de l'estomac (Châtel-Guyon), etc.

Eaux alcalines. Châteauneuf, Evian, le Boulou, Vals, Vichy, Alet, Pougues, Saint-Alban, Saint-Galmier, Saint-Nectaire, Royat. On les prescrit surtout dans les maladies d'estomac, de l'intestin et du foie; elles sont bonnes également dans les traitements de quelques maladies des reins, etc.

Eaux arsenicales. La Bourboule, Le Mont-Dore, contre les maladies de peau, la tuberculose, la scrofule, les affections des voies respiratoires, etc.

Eaux calciques et magnésiennes. Bagnères-de-Bigorre, Brides, Dax, Martigny, Saint-Gervais, Contrexéville, Vittel ; ces deux dernières guérissent la goutte, la gravelle, les cystites, la lithiase rénale, les coliques néphrétiques.

Eaux ferrugineuses. Bussang, Forges-les-Eaux, Lamalou, Luxeuil : contre l'anémie, les douleurs.

Eau cuivrée. Saint Christaux : maladies de la langue et de la peau.

Enfin nous citons des eaux ne pouvant guère se classer, telles que Bagnoles-de-l'Orne, Chaudes-Aigues, Néris (contre les rhumatismes, quelques maladies de la peau), Plombières (maladies de l'estomac et de l'intestin).

Eaux purgatives (voir *purgatifs*).

143. — **ECCHYMOSE.** Tache livide, variant du bleu noirâtre au jaune foncé et qui provient d'une infiltration du sang dans le tissu cellulaire sous-épidermique à la suite d'un coup, d'une ligature trop serrée ou toute autre cause ayant déterminé la rupture des vaisseaux capillaires sanguins.

144. — **ÉCHAUFFEMENT.** Se dit en parlant du sang chargé d'humeurs malsaines (voir *dépuratifs*), de la constipation, et de la blennorragie (voir ces deux mots).

145. — **ÉCLAMPSIE.** Maladie grave survenant chez les femmes en couches, et due à l'empoisonnement de la malade par l'albumine contenue dans ses urines. L'éclampsie consiste en une série de convulsions qui peuvent amener la mort. Dès qu'on aura constaté la présence de l'albumine dans les urines d'une femme enceinte, on devra mettre celle-ci au régime lacté exclusif. En cas d'attaque, administrer à la malade des lavements au *chloral* (3 gr. pour

150 gr. d'eau bouillie) et appeler immédiatement le médecin.

146. — ÉCOULEMENTS. Jaunes et verts (voir *blennorragie*, § 52). Blancs ou gris : (voir *pertes blanches*, § 316).

147. — ECZÉMA. Maladie de peau assez commune, fréquente chez les personnes ayant une affection de l'estomac, ou de tempérament très arthritique. Les dartres ne sont que des manifestations très bénignes de l'eczéma. Cette maladie consiste en éruption de petites vésicules avec rougeur et parfois démangeaisons ; elle peut être localisée, et se présenter sous forme de placards d'étendue variables. Souvent elle se présente sous l'aspect de taches rougeâtres sur lesquelles on remarque des fines écailles, et qui desquamment facilement. L'eczéma peut être suintant ; dans ce cas il est accompagné de vives démangeaisons, et il est plus difficile à guérir. De même quand il couvre une grande partie du corps.

Traitement : à l'extérieur : pommade à *l'oxyde de zinc* au 1/10, à *l'huile de cade*, et mieux encore au *Pelliséol* (voir ce mot). Bains de son, d'amidon, d'eaux minérales. A l'intérieur : régime des dyspeptiques, dépuratifs (voir ces mots).

148. — ÉLECTRICITÉ. Quoique l'emploi de l'électricité dans le traitement des maladies ne puisse donner en général de bons résultats qu'entre les mains de spécialistes possesseurs d'appareils scientifiques compliqués et coûteux, il est bon néanmoins d'avoir quelques notions sur la signification des principaux termes employés dans cette branche importante de la thérapeutique médicale.

L'électricité peut être employée en médecine sous trois formes différentes : 1° *Electricité statique, franck-*

linisation, produite par le frottement; elle se manifeste par des attractions ou des étincelles. C'est elle qui se produit lorsqu'on frotte sur un morceau d'étoffe une tige de verre ou un porte-plume en caoutchouc vulcanisé. Seuls des établissements bien installés peuvent posséder les instruments fournissant l'électricité sous cette forme.

2° *Electricité dynamique*, ou *galvanique*, ou *voltaïque*. Elle traverse les corps sous forme de courants continus et avec une extrême rapidité. Son action est très puissante. On l'obtient au moyen de batteries de piles.

3° *Induction, faradisation*. Obtenue au moyen de bobines, elle donne des courants instantanés produits sous l'influence d'un autre courant électrique ou d'un aimant.

En ce qui concerne les indications et le mode d'emploi de l'électricité sous l'une ou l'autre de ces formes, consulter un médecin spécialiste.

149. — ÉLIXIR DE VIRGINIE NYRDAHL. A base d'hamamelis virginica et de capsicum brasiliense. Souverain contre toutes les maladies du système circulatoire, telles que varices, varicocèle, hémorroïdes, ulcères variqueux, formation des jeunes filles, retour d'âge, congestions, hémorragies, etc. (voir page 244.)

150. — EMBARRAS GASTRIQUE. S'observe chez les personnes ayant fait des excès de boissons ou de nourriture, chez les dyspeptiques ne suivant pas leur régime, au début de nombreuses maladies telles que : inflammation de l'estomac et de l'intestin, grippe, jaunisse, etc. Les symptômes rappellent en petit ceux de la dyspepsie (§ 141).

Traitement : vomitif et purgatif (§ 436 et § 341);

puis régime lacté. Suivre ensuite le régime des dyspeptiques (§ 349) jusqu'à complète guérison.

151. — EMBOLIE. Obstruction d'un vaisseau (artère ou veine), par un corps qui, formé à la face interne du cœur ou des gros vaisseaux, est détaché de son point d'origine, et, entraîné par le courant sanguin, est arrêté par un vaisseau de diamètre inférieur au sien. Il en résulte la mort des éléments nourris par ces vaisseaux, d'où des troubles plus ou moins graves selon l'importance de la région où se produit l'embolie. La mort subite peut même résulter d'une embolie. Les embolies s'observent surtout dans les maladies du cœur (endocardite) et du système circulatoire (phlébites, anévrismes). Voir ces mots.

152. — EMPHYSÈME. Distension excessive et permanente des vésicules pulmonaires. Apparaît chez les vieux tousseurs, les asthmatiques, les joueurs d'instruments à vent, etc. *Symptômes:* haleine courte, difficulté de respirer; inspiration courte et expiration prolongée; poitrine bombée en forme de tonneau.

Traitement : iodures à petites doses; *Vin de Moride* aux plantes marines ou *Algarine.* Fumer des *Cigarettes américaines Leroy,* ou respirer les vapeurs de la *Poudre américaine Leroy.*

153. — EMPOISONNEMENTS. *Soins généraux.* Chercher à éliminer le poison par des vomissements. Faire boire de l'eau tiède en grande quantité et chatouiller ensuite la luette et le fond de la gorge du malade, de manière à provoquer un vomissement. On doit recommencer la même opération un certain nombre de fois jusqu'à ce qu'il sorte de l'estomac, un liquide clair. Si l'on n'obtient pas de vomissements de cette façon, administrer un vomitif tel que :

Poudre d'ipéca..................	1 gr. 50
Tartre stibié....................	0 gr. 03

(dose pour un adulte)

Le meilleur serait de pratiquer un lavage d'estomac, ce qui n'est pas toujours commode (voir § 249). Après les vomissements, faire prendre le purgatif suivant :

Sulfate de soude — magnésie	aā 25 gr.

En même temps, frictions sèches et rudes sur tout le corps; sinapismes aux jambes; réchauffer les pieds avec des couvertures et des boules d'eau chaude. Quand le malade est à toute extrémité, pratiquer la respiration artificielle et les tractions rythmées de la langue. (Voir *asphyxie*, § 37.) Si le malade souffre de trop (estomac, intestin) pratiquer une ou deux injections de *morphine* de un demi-centigramme; lui appliquer des cataplasmes laudanisés sur le ventre.

Contrepoisons. — A ces soins généraux, il convient d'ajouter les contrepoisons qui sont des médicaments ayant pour but de détruire l'effet toxique du poison.

Acides	*Chlorhydrique* { *muriatique*, *esprit de sel* *Nitrique (eau forte)* *Sulfurique (vitriol)* *Oxalique* *Acétique*, etc.	Eau savonneuse. Magnésie blanche (20 gr.). Craie en poudre (40 à 50 gr.).
Alcalis	*Ammoniaque* *Soude et potasse* *Caustique (lessive)* *Eau de chaux*	Vinaigre coupé d'eau. Jus de citron et d'orange à volonté.

Aconit, Atropine, Belladone, Champignons, Digitale, Opium, Laudanum et Morphine, Chloral, Chloroforme, Éther, et la plupart des poisons végétaux.	Flagellations. Café et thé forts et alcooliques, en boissons ou lavements. Faire respirer un peu d'ammoniaque. Huile de ricin (30 à 40 gr.).
Arsenic (mort aux rats, Liqueur de Fowler)	Sesquioxyde de fer (toutes les 5 minutes une cuillerée à café). Toutes les demi-heure un verre à liqueur d'un mélange d'huile d'olive et d'eau de chaux à parties égales. Lait.

Strychnine. — Vomissements à la moutarde (1 cuillerée à café dans de l'eau chaude).
Charbon en poudre. Potion au chloral.
Lavement au bromure de potassium (5 gr.).

Sublimé corrosif (mercure). — Lait, blancs d'œufs, eau albumineuse, tisanes d'orge, huile d'olive.

Plomb (céruse). — Limonade sulfurique. (voir § 87).

Cuivre et zinc (sulfates). — Magnésie calcinée (20 gr.).

Phosphore. — Vomitif au sulfate de cuivre (30 gr.). Eau albumineuse. Essence de térébenthine (2 gouttes dans de l'eau sucrée tous les quarts-d'heure). Ne pas donner d'huile ni de beurre.

Nitrate d'argent (pierre infernale). — Boire de l'eau très salée (plusieurs grands verres).

Teinture d'iode. — Eau amidonnée, albumineuse, féculents.

184. — ENFLURE. Voir bouffissure (pour la face). L'enflure simple peut se produire à la suite d'une piqûre d'insecte, d'un clou, d'une foulure, d'une entorse, etc. (voir ces différents mots).

185. — ENGELURES. Inflammation des vaisseaux lymphatiques des mains et des pieds, apparaissant surtout chez les gens faibles, anémiques, scrofuleux.

Traitement : glycérine, applications de *Pellisol*, bains frais (20-25°), massage, électricité. Prendre chaque hiver un dépuratif (§ 129).

186. — ENROUEMENT. Produit par un peu d'angine simple, de pharyngite ou de laryngite.

Traitement : par les gargarismes antiseptiques ou émollients bien chauds, et les *Cigarettes américaines Leroy*.

187. — ENTÉRITE. On entend sous ce nom les inflammations aiguës ou chroniques de l'intestin. Ces inflammations succèdent à une mauvaise alimentation, au froid, à l'abus des purgatifs, au mauvais fonctionnement de l'estomac (gastrite, dyspepsie, dilatation); chez les nourrissons, à l'allaitement défectueux, au sevrage, à la chaleur (voir *allaitement, sevrage, diarrhée infantile*).

Entérite aiguë. Signes : coliques, selles diarrhéïques, appétit diminué ; langue blanche enflammée sur les bords, bouche mauvaise, ventre ballonné. Quelquefois fièvre et vomissements. Durée de 1 à 3 semaines.

Entérite chronique. *Symptômes :* selles au nombre de 10 à 12 par jour avec ou sans coliques ; elles sont grisâtres, muco-glaireuses, avec des restes d'aliments non digérés, certaines ont des filets de sang. Le ventre est rétracté, pâteux, l'appétit est supprimé, la langue chargée ou rouge : il y a peu de fièvre et le malade maigrit en général beaucoup.

Entérite muco-membraneuse. Fréquente chez les gens nerveux, les dilatés de l'estomac, chez les constipés. *Signes* : constipation fréquente avec débâcle de matières fécales, de glaires, de peaux qui surnagent, parfois de filets sanglants, accompagnés de coliques plus ou moins violentes. Le ventre est tendu, sensible, et la température peut atteindre 38 degrés.

Entérite tuberculeuse. Chez l'enfant accompagnée de péritonite tuberculeuse ou *carreau* (§ 315), chez l'adulte accompagnée de phtisie. Les selles sont fétides, grisâtres ou noires et contiennent des débris alimentaires et des glaires parfois sanglants. Rapidement l'amaigrissement et la faiblesse s'accentuent. Guérison possible chez l'enfant.

Traitement. Entérite aiguë : Au début, lait, œufs, bouillon. *Bismuth* (2 à 4 gr.), *opiacés* (voir *Diarrhée*), antisepsie intestinale *benzo-naphtol* (1 gr.) et *salol*. Puis régime des dyspeptiques très léger ; purées de pommes de terre, œufs, laitages, côtelettes, poulet.

Chez l'enfant. (Voir *Diarrhée infantile, Allaitement.*)

Entérite chronique : Lait stérilisé, lait additionné d'eau de chaux, kéfir, koumis, œufs, viande crue, grillée ou rôtie, purées; *opiacés* (*élixir parégorique*, 1/2 cuillerée à café avant chaque repas dans un peu d'eau sucrée), *salicylate de bismuth*, *poudre de talc* (50 gr.), *benzo-naphtol* (1 à 2 gr.), lavements au *ratanhia* (10 pour 100), au *nitrate d'argent* (0 gr. 10 pour 150 d'eau bouillie), de *bleu de méthylène* (1 pour 100).

Chez l'enfant. (Voir § 134.)

Entérite muco-membraneuse : régime des dyspeptiques (§ 349) très sévère ; un purgatif par mois (§ 341), irrigations intestinales chaudes; éviter la constipation ; cure à Châtel-Guyon ou à Plombières.

Entérite tuberculeuse : Même traitement que l'entérite chronique. Jus de viande ; viande crue dans du bouillon. *Poudre de viande Moride.*

Chez l'enfant, bon allaitement (§ 14).

138. — **ENTORSE.** Tiraillement violent des ligaments et des autres éléments qui entourent une articulation, tiraillement qui peut aller jusqu'à la déchirure complète. Elle est en général causée par un faux mouvement ou par une chute légère. *Symptômes :* douleur vive spontanée et provoquée par la pression en certains points, notamment à l'insertion des muscles et des ligaments périarticulaires;

gonflement, impotence plus ou moins complète du membre; ecchymose comme à la suite d'un coup. Du liquide synovial (l'huile de l'articulation) ou du sang peut s'épancher dans l'articulation et distendre celle-ci : on dit alors qu'il s'est produit un *épanchement.*

Traitement : au début, appliquer des compresses d'*eau blanche*, qu'on renouvellera fréquemment; faire ensuite de la compression ouatée après frictions de l'articulation avec une pommade calmante. Puis, dès qu'on le pourra, massage, gymnastique de l'articulation, électricité, douches.

159. — EPILEPSIE. Appelée encore *haut mal, mal caduc* ou *comitial*, cette maladie se manifeste par des attaques de nerfs subites, avec perte de connaissance, raideur partielle ou totale du corps. Les yeux d'abord convulsés en haut roulent à droite et à gauche, la langue d'abord serrée entre les dents, laisse échapper une écume sanguinolente. En même temps mouvements rythmés des membres; pertes d'urine involontaires. Puis sommeil profond pendant 18 à 30 minutes avec ronflements bruyants.

Traitement : Bromures de potassium, sodium et ammonium : de 3 à 6 grammes par jour. Pendant la crise desserrer les vêtements pour permettre à l'épileptique de respirer; l'empêcher de se nuire et de se blesser. L'hygiène et l'hydrothérapie sont d'utiles adjuvants.

160. — ÉPISTAXIS. Voir *saignements de nez* (§ 364).

161. — ÉPUISEMENT. S'améliore par l'emploi de l'*Ibogaïne* (voir § 229) et des *fortifiants* (§ 188).

162. — ÉRUPTION. Apparition de boutons, rougeurs, taches et vésicules sur la peau. Se remarque dans certaines fièvres (rougeole, scarlatine, variole, typhoïde, etc.), et dans les maladies de la peau (voir ce mot, § 308).

163. — ÉRYSIPÈLE. L'érysipèle est une inflammation de la peau due à un microbe appelé streptocoque. C'est une maladie contagieuse exigeant la désinfection (voir *contagion*, *désinfection*). Cette maladie débute 3 à 7 jours après l'infection avec courbature, mal de tête, frissons, gonflement des ganglions se trouvant près du point qui va être malade. Ce point est en général près des narines, de l'œil, de l'oreille et se développe sous forme de plaque rouge en un jour. Cette plaque est rose écarlate chaude et douloureuse, cernée par un bourrelet saillant d'un rouge plus vif caractéristique. En même temps boufissure de la face qui prend l'aspect d'un magot chinois. En 5 à 7 jours la plaque s'affaisse et desquamme. La fièvre au début est de 40° et diminue en 2 à 4 jours. L'érysipèle peut durer de 1 semaine à 4 semaines, et présenter différentes complications (suppuration, inflammation d'organes voisins, etc.).

Traitement : régime lacté, purgatif léger, *quinine*, pour faire tomber la fièvre (0 gr. 50 par jour). Sur la peau application de compresses imbibées de *solutions boriquées* ou *salicylées ;* pulvérisations d'*aseptol* à 1 p. 100; quelques frictions légères d'*Argent Nyrdahl*. Enfin on pourra essayer le *sérum antistreptococcique*.

164. — ESSOUFFLEMENT. Peut provenir de l'anémie, de la faiblesse et d'un trouble de circulation. (Voir *sang*.)

165. — ESTOMAC (Maladies d'). Voir § 141.

166. — **ÉTOURDISSEMENTS.** Peuvent être causés par de nombreuses maladies, en particulier par : l'anémie, la chlorose, la dyspepsie, la neurasthénie, les règles irrégulières, la formation des jeunes filles ou le retour d'âge. (Voir ces différents mots.)

167. — **ÉTRANGLEMENT.** Voir *asphyxie* et *corps étrangers*.

168. — **ÉTRANGLEMENT HERNIAIRE.** Voir *hernie*.

169. — **EUCALYPTUS.** Plante aromatique des pays chauds. C'est un bon désinfectant de la bouche et des voies respiratoires. Contenu dans les *Dragées de Ruizia* (voir page 281).

170. — **ÉVANOUISSEMENTS.** Perte de connaissance (voir *syncope*).

171. — **EXOSTOSE.** Bourgeonnement des os qui se manifeste sous la peau par la présence d'une saillie anormale (suros). Peut provenir d'un coup violent sur l'os; plus souvent c'est l'indice de la scrofule, du rachitisme, de la tuberculose, ou d'une tumeur des os (ostéomyélite, syphilis). Il faut consulter son médecin et prendre un dépuratif iodé tel que le *Vin de Moride* aux plantes marines; chez les enfants donner de l'*Algarine*.

F

172. — FAIBLESSE. Etat d'une personne qui se trouve fatiguée, faible, sans forces. Presque toutes les maladies sont accompagnées de faiblesse ainsi que les convalescences (voir ce mot). Quand une personne est faible, sans maladie bien précise et bien déclarée, on peut être en présence de l'anémie, la chlorose, la neurasthénie, l'atonie musculaire ou nerveuse. Pour le traitement de ces différentes maladies, voir les articles qui les concernent.

173. — FAUX CROUP (ou **Laryngite striduleuse**). *Traitement :* compresses très chaudes sur la gorge.

174. — FÉBRIFUGE. Médicament qui combat la fièvre, l'atténue, ou la fait disparaître. Nous citerons parmi les fébrifuges les plus employés *le sulfate de quinine* (0 gr. 10 à 1 gr. 50), *l'antipyrine* (de 0 gr. 25 à 2 gr. 50), les *pastilles Sam* (de 3 à 4 par jour), la *phénacétine* (0 gr. 25 à 1 gr.), *l'acétanilide* (0 gr. 10 à 0 gr. 40), le *salicylate de soude* (0 gr. 50 à 2 gr.), le *pyramidon* (0 gr. 30 à 1 gr.), etc.

175. — FIÈVRE. Il y a fièvre au sens propre du mot toutes les fois que la température normale du corps est augmentée. La fièvre se manifeste par un ou plusieurs frissons, bientôt suivis de sensation de chaleur, avec lassitude, malaise, perte d'appétit, courbature et se termine par des sueurs. En même temps que la température s'élève, le pouls s'accélère ; dans les fortes fièvres, la langue devient rouge, sèche, l'urine foncée et rougeâtre. La fièvre n'est pas une maladie véritable, c'est la manifestation d'une inflammation externe ou interne, ou de l'infection d'un organe. Les maladies dont le premier mot débute par fièvre (fièvre typhoïde, fièvre intermittente, etc.) sont ainsi appelées, parce que leur principal symptôme consiste en fièvre causée par l'infection microbienne. Les différentes sortes de fièvres n'ont donc pas le même mode de traitement. Pour les petites fièvres causées par les rhumes, grippes, angines, courbatures, nous conseillons le repos au lit, et l'emploi d'un fébrifuge (voir § 174), médicament destiné à abaisser la température. (*Sulfate de quinine* 0 gr. 50, *antipyrine* 0 gr. 50.)

176. — **FIÈVRES ÉRUPTIVES.** On appelle ainsi des maladies contagieuses et quelquefois épidémiques dont les principaux symptômes sont la fièvre et des éruptions variables. Parmi les fièvres éruptives nous citerons la scarlatine, la rougeole et la roséole, la petite vérole ou variole, la varicelle.

177. — **FIÈVRES INTERMITTENTES.** Appelées encore *paludéennes, fièvre des marais, malaria, fièvres des pays chauds*, etc. Elles sont dues à un microbe spécial qui vit dans le sang et qui est transmis à l'homme par les piqûres de moustiques. Ces fièvres, qui peuvent durer de 8 jours à 1 mois et plus, s'observent de minuit à midi et surtout vers 10 heures du matin. *Signes :* frissons, claquements des dents, élévation de température, soif ardente, maux de tête, rate sensible. L'accès se termine par une sudation profuse.

Traitement : 0 gr. 80 à 1 gr. de *quinine* les 3 premiers jours ; 0 gr. 60 à 0 gr. 80 du 8e au 10e jour; autant les 15, 16, 17, 21 et 22e jour.

178.— **FIÈVRE JAUNE (ou Vomito negro).** Maladie des pays chauds, surtout de l'Amérique centrale, qui consiste en fièvre élevée avec jaunisse et vomissements de sang noir (Vomito negro). Mortelle dans la moitié des cas.

Traitement : purgatifs et diurétiques.

179. — FIÈVRE DE LAIT. A lieu quand la mère ne nourrit pas son enfant. On doit dans ce cas faire de la compression des seins à l'aide d'un bandage serré sous lequel on dispose de l'ouate.

180. — FIÈVRE TYPHOÏDE. (Voir § 410.)

181. — FILTRES. Les filtres ont pour but de débarrasser l'eau de ses impuretés, et surtout des microbes qu'elle peut contenir. C'est, en effet, par l'eau que se transmettent de nombreuses maladies, telles que la fièvre typhoïde, le choléra, la dysenterie et les vers (tænia, oxyures, lombric, filaire, douves, etc.) Pour ne pas risquer d'attraper ces maladies, le meilleur moyen est encore de faire bouillir son eau, de la laisser refroidir pendant 1 jour pour qu'elle prenne les gaz de l'air et devienne plus digeste. Quand on fait usage des filtres, on doit se servir de la fontaine en grès avec pierre lithographique, du filtre en biscuit de Chamberland, des filtres à charbon. Si l'on n'emploie pas l'eau bouillie on devra nettoyer ces filtres 1 fois par mois. On les brossera, et on fera filtrer une solution de *permanganate* à 1 p. 1.000, puis de l'eau ordinaire jusqu'à ce qu'elle n'ait plus aucun goût.

182. — FISTULE. Conduit anormal et persistant pouvant exister dans la bouche, l'urèthre, l'anus, etc. Les fistules surviennent en général après une carie des os, après des abcès simples ou tuberculeux, etc. Elles sont peu douloureuses, mais présentent le plus grand inconvénient, parce qu'elles donnent lieu à un écoulement de liquide anormal.

Le *traitement* est essentiellement chirurgical. Dans

le cas de fistules tuberculeuses, on doit remonter l'état du malade par une préparation iodée (voir § 242), par l'*ibogaïne*, etc.

183. — FLUEURS BLANCHES. (Voir *pertes blanches*, § 316.)

184. — FLUXIONS. — Fluxion dentaire. Causée par une carie dentaire, ou un abcès des gencives et muqueuses.

Traitement : cataplasmes, gargarismes boriqués, à l'*eau oxygénée* (1 p. 100) (voir § 197) ; aller chez le dentiste.

Fluxion de poitrine. Sous ce nom on désignait jadis les maladies du poumon avec fièvre de 40°, point de côté et difficulté de respirer. Actuellement la fluxion de poitrine véritable existe très rarement ; par contre on se trouve souvent en présence de maladies donnant les mêmes symptômes. Telles sont : la pneumonie, la pleurésie et la broncho-pneumonie (voir § 328, § 329).

185. — FOIE (Maladies du). Voir bile, jaunisse, cirrhose, coliques hépatiques.

186. — FOLIE. (Voir *aliénation mentale*, § 12).

187. — FORMATION DES JEUNES FILLES. Tout le monde sait les difficultés avec lesquelles s'établit la menstruation chez un certain nombre de jeunes filles. L'âge moyen de l'établissement des règles est, dans nos pays, de 12 à 13 ans. Mais beaucoup de jeunes filles ne se forment que beaucoup plus tard, à 15 et 17 ans.

D'autres, après avoir eu leur première époque à l'âge ordinaire ne voient revenir les suivantes qu'à des intervalles très irréguliers. Ces deux cas peuvent s'observer chez des enfants vigoureuses et bien portantes ; mais le plus souvent, il s'agit de jeunes filles débiles ou nerveuses, atteintes ou menacées de chloro-anémie.

Il est fréquent aussi de voir des jeunes filles dont les règles sont suffisamment régulières ; mais chaque époque est précédée ou accompagnée de douleurs violentes qui se montrent dans les reins et dans le bas-ventre et qui durent chaque fois vingt-quatre ou quarante-huit heures. Ces accès douloureux se compliquent assez souvent de pesanteur de tête, de nausées et de vomissements, et laissent après eux un état de fatigue qui ne disparaît que lentement.

Les troubles fonctionnels dont nous venons de parler ne présentent pas en général une grande gravité, et ils disparaissent souvent d'eux-mêmes après les premiers mois de mariage. On pourrait donc sans trop d'inconvénient les négliger, sauf dans la forme douloureuse à laquelle nous avons fait allusion. Il faut savoir cependant que ces troubles sont, la plupart du temps, les signes avant-coureurs des pâles couleurs ou de la chloro-anémie ; en fin de compte, l'irrégularité de cette importante fonction est chez la jeune fille plus encore que chez la femme adulte, le critérium le plus certain d'une bonne santé, et les préoccupations que conçoivent toutes les bonnes mères de famille à ce sujet sont des plus légitimes. Fortifier les jeunes filles à l'aide d'une alimentation substantielle et de l'exercice au plein air, modifier l'état nerveux à l'aide de l'hydrothérapie froide ou tiède, tonifier enfin les vaisseaux sanguins et régulariser la circulation à l'aide de l'*Elixir de Virginie*, telles sont les indications qui s'imposent et que l'on doit remplir, si l'on veut obtenir des guérisons rapides et non pas seulement des améliorations temporaires.

188. — **FORTIFIANTS.** Tout ce qui a pour but de

donner de la force. Les exercices en plein air, l'hydrothérapie, l'hygiène, la nourriture saine sont des fortifiants. Parmi les médicaments agréables à prendre qui remplissent ce but citons les préparations iodées, (*Vin de Moride, Algarine*) à base de *kola-coca-kina-fer*, (*Vin de Gouron*), à base d'*ibogaïne* (*Dragées Nyrdahl*), etc.

189. — FOULURE. Légère entorse (voir § 158), c'est-à-dire distension des ligaments d'une articulation.

Traitement : repos pendant plusieurs jours; compresses d'*eau blanche*, bains chauds ; puis massage léger, douches, électricité.

190. — FRACTURES. Ce sont les félures, cassures, brisures ou ruptures des os. Elles peuvent résulter d'une chute, d'un coup violent, et même d'un faux-mouvement. Les fractures les plus fréquentes sont celles des os de l'avant-bras et de la jambe; puis celles du bras, de la cuisse, des côtes, de la clavicule, du crâne. *Symptômes :* Le blessé peut percevoir un craquement au moment où l'os se rompt ; mais c'est rare. En général il ressent une douleur vive localisée en un point du membre malade : il ne peut pas remuer ce membre sur lequel on peut voir des ecchymoses ou des contusions. En même temps, la région blessée enfle et présente une déformation souvent caractéristique pour le praticien. Celui-ci qu'on aura été cherché, pourra par le palper, observer une mobilité anormale de l'os, et entendre un bruit spécial de crépitation osseuse dû aux fragments d'os qui frottent les uns sur les autres.

Traitement : Le médecin après avoir remis le membre dans la bonne position fera un plâtre qu'il laissera plus ou moins longtemps (1 à 4 semaines et plus). Plus tard les massages, les douches, l'électricité, seront de bons adjuvants pour la guérison.

Conseils généraux : Relever le malade avec précaution, et se mettre à plusieurs personnes dont l'un s'occupera spécialement du membre blessé. On étendra le malade sur un lit ; on le déshabillera, et s'il y a lieu on coupera les vêtements. Puis on placera son membre lésé en position normale sur un oreiller que l'on plie en deux ; on attachera ensuite le tout avec des bandes de toile. A défaut d'oreiller on prendra des chiffons et de la ouate ou du coton, de façon à faire un matelas moelleux au membre blessé. Enfin on devra remonter l'état général du patient par du champagne ou une boisson légèrement alcoolique.

191. — FUMEURS (Conseils aux). Ne jamais avaler la fumée qui contient un poison violent, la nicotine, capable d'engendrer les pires maux d'estomac, et se laver les dents matin et soir. Les fumeurs qui ont fréquemment la gorge sèche, la bouche pâteuse, useront des *Cigarettes américaines Leroy*, qui rafraîchissent les muqueuses et antiseptisent les voies respiratoires. De même les personnes atteintes de maladies du pharynx, du larynx, des bronches, et auxquelles il est interdit de fumer, pourront employer lesdites *cigarettes* sans danger (voir page 266).

192. — FUMIGATIONS. Consistent à faire brûler un produit médicamenteux dans un récipient ou dans une soucoupe, pour en respirer la fumée, et se soigner ainsi par inhalation. Au nombre des fumigations qu'on peut prescrire, nous recommandons spécialement les fumigations de *Poudre américaine Leroy*, excellentes dans l'asthme et les maladies des voies respiratoires : toux, laryngite, bronchite, emphysème, etc. (voir § 332).

193. — FURONCLES (ou Clous). Ils peuvent siéger partout et plus spécialement aux endroits qui se trouvent en contact avec les vêtements ou qui sont irrités par une cause quelconque. Les furoncles sont en général l'indice d'un sang échauffé, ou d'un estomac qui ne fonctionne pas bien. Au début on voit apparaître sur la peau un petit bouton qui ne tarde pas à augmenter, et à devenir rouge et douloureux. En même temps le sommet pâlit, devient jaunâtre, et après un certain temps laisse échapper une goutte de pus. Ce n'est que lorsque ce pus est complètement évacué, et notamment lorsque le bourbillon a été expulsé et qu'un peu de sang en est sorti, qu'on peut considérer le furoncle comme guéri. Vers un certain âge, on doit faire analyser les urines, quand on a fréquemment des furoncles (possibilité de diabète).

Traitement : au début mettre un peu de *teinture d'iode* sur le furoncle : quelquefois il avorte ainsi. Frictions légères à l'*Argent Nyrdahl;* cataplasmes. Lorsqu'ils sont très gros, le médecin les ouvrira. A l'intérieur on prendra de la levure de bière fraîche à chaque repas (une grande cuillerée dans de la bière) ; on suivra le régime des dyspeptiques (voir § 349), une hygiène sérieuse. Enfin on se trouvera bien au printemps et à l'automne de faire usage d'un bon dépuratif aux *plantes marines* (§ 129). Nous recommandons spécialement aux personnes qui en sont atteintes, de prendre des précautions pour ne pas répandre le pus autour du clou et dans les parties voisines, afin d'éviter l'apparition d'une nuée de nouveaux furoncles.

G

194. — GALE. Affection parasitaire causée par des petits animaux appelés acares, et très contagieuse, surtout la nuit. Caractérisée par de violentes démangeaisons nocturnes dues aux galeries et sillons que se creusent les insectes sous la peau.

Traitement : prendre un bain chaud d'une demi-heure, et savonner à la brosse et au savon noir le corps entier (frotte); puis un bain de son ou d'amidon pour calmer l'inflammation; appliquer ensuite la pommade suivante :

Soufre	2
Sous-carbonate de potasse........	1
Axonge.........................	12

(Formule de l'Hôpital Saint-Louis)

qu'on laissera pendant 24 heures. Puis bains de son; saupoudrer le corps de talc et amidon. Faire désinfecter la literie et les vêtements à l'étuve. Après la guérison, user du *Pelliséol* contre les dernières rougeurs et lésions.

195. — GANGLIONS. Ce sont des renflements spéciaux auxquels aboutissent les vaisseaux lymphatiques qui contiennent un liquide incolore (sang blanc). Normalement les ganglions ne font pas saillie sous la peau ; quand on les voit ou qu'on peut les palper, ils sont engorgés. On dit alors vulgairement qu'on a des *glandes*. On les observe surtout au cou, aux aisselles, aux aines, à la suite d'écorchures, excoriations, plaies et boutons, des régions avoisinantes. Au cou, près des mâchoires et des oreilles lorsqu'ils apparaissent et suppurent, ils indiquent la scrofule, la tuberculose ou simplement le lymphatisme, la chlorose et l'anémie.

Traitement : pommades à *l'iodure de plomb*, dépuratifs, préparations iodées (voir *glandes*, § 205, etc.).

196. — GANGRÈNE. Engendrée par les vaisseaux qui sont bouchés ou fermés et qui, n'amenant plus le sang aux muscles et aux chairs, les fait pourrir ou dessécher. La gangrène peut survenir à la suite des plaies non soignées, des ulcères variqueux, d'une embolie, de la vieillesse, etc.

Traitement : consiste à détruire par le feu les parties mortes, et souvent à couper le membre malade.

197. — GARGARISMES. Ont pour but d'antiseptiser la bouche et l'arrière-bouche, ou de calmer leur inflammation. Les gargarismes doivent être pris aussi chauds que possible, et 7 ou 8 fois par jour.

Gargarismes antiseptiques : à l'*acide borique* (5 °/₀), au *borate de soude* (4 °/₀), au *chlorate de potasse* (3 °/₀), à l'*alun* (5 °/₀), à l'*eau oxygénée* (1/4), à l'*aseptol* (1 p. 200) ou au simple jus de citron.

Gargarismes émollients : guimauve, figues, pavots racine d'aunée, sureau. Faire une infusion, sucrer avec un peu de miel et y ajouter une pincée d'acide borique.

198. — GARGOUILLEMENTS. Indiquent une production exagérée de gaz, dans l'estomac ou l'intestin, et existent dans bon nombre de maladies de ces organes. Lorsqu'on ne se sent pas malade, qu'on a la langue rose en se levant, et qu'on va bien à la selle, on ne doit pas s'en inquiéter. Suivre le régime des dyspeptiques (§ 349) ; on peut prendre de la poudre de charbon, mais elle constipe, et il en faut une trop grande quantité pour absorber réellement le gaz. Le massage et l'exercice sont recommandables.

199. — GASTRALGIE (ou Crampes d'estomac) (§ 114). Indice d'une altération de la muqueuse gastrique, d'une dyspepsie (§ 141), ou d'un simple embarras gastrique. Beaucoup de jeunes gens et jeunes filles ont de la gastralgie nerveuse qui provient de la neurasthénie. Suivre le régime des dyspeptiques (§ 349) et lire le numéro 281. Ces douleurs peuvent survenir avant, pendant, et après la digestion. Pour enlever ces douleurs il suffira parfois de se coucher dans la position horizontale et dans les cas plus intenses on tirera un grand bénéfice des lavages de l'estomac avec de l'eau alcaline suivie d'une petite injection d'eau cocaïnée (§ 249).

200. — GASTRITE. Inflammation de la muqueuse de l'estomac qui peut être causée par la dyspepsie (§ 141), l'abus des aliments épicés ou des alcools, un empoisonnement par un liquide caustique (§ 153). La gastrite alcoolique s'accompagne de vomissements fréquents, glaireux ou verdâtres, surtout le matin à jeun (pituite). A la suite de plusieurs poussées aiguës la gastrite peut devenir chronique et se compliquer de la formation d'ulcères plus ou moins graves, qui eux-mêmes peuvent dégénérer en cancers.

Traitement : le même que pour les dyspepsies (§ 141) et l'embarras gastrique (§ 150).

201. — GENCIVES. Elles sont en bon état quand l'estomac fonctionne bien et surtout quand les dents sont en excellente conservation (voir § 55, § 127, § 141), et quand on ne fume pas trop. Voir le numéro suivant.

202. — GENGIVITE. Inflammation des gencives qui peut être causée par une mauvaise dentition, une dyspepsie ou par une irritation locale due au *tabac* ou à l'élimination par les glandes salivaires d'un médicament (en particulier le mercure). Voir également stomatite, § 383.

Traitement : suivre le régime des dyspeptiques dans tous les cas et ne pas fumer ; ne prendre ni mets irritants ou épicés, ni alcools. Se gargariser fréquemment au *chlorate de potasse* (1 pincée dans un verre d'eau chaude), et badigeonner les gencives à l'*acide lactique* tous les soirs en se couchant. Se nettoyer soigneusement les dents avec une brosse douce et une poudre dentifrice (§ 127) après chaque repas.

203. — GERÇURES. (Voir *crevasses*, § 115.)

204. — GLAIRES. Les glaires de l'estomac et de l'intestin sont constitués par un mélange de liquides sécrétés par ces organes, et de fragments de leurs membranes muqueuses, auquel s'ajoute souvent de la bile. Les glaires de l'intestin indiquent le plus souvent une maladie chronique, et représentent le principal symptôme de l'entérite (§ 157). Le rejet de ces glaires est presque toujours précédé de colique.

205. — GLANDES. Apparaissent souvent dans les régions voisines d'une plaie, d'une excoriation et peuvent s'enflammer (voir *adénite*, § 6). En général elles diminuent et disparaissent avec la blessure ou l'écorchure qui les a fait naître (voir *ganglions*, § 195). Quand elles se développent sans motif et suppurent, il faut songer à la scrofule, à la chlorose, à l'anémie, au lymphatisme.

On les traite alors par l'*iode* et les *plantes marines* qui en renferment une grande quantité ; les préparations répondant à ces indications sont : le *Vin de Moride* (page 253), l'*Algarine* (page 269) etc., qui sont toujours absorbés avec plaisir (voir *dépuratif* § 129, *iode* § 242 et les maladies qui engendrent ces glandes.)

206. — GOITRE (ou **Grosse gorge**). Développement d'une glande spéciale située dans la gorge et le cou causé par hérédité, ou par l'influence de certaines contrées (Valais). Cette affection peut devenir grave par le développement de la tumeur. Des troubles de la respiration et de la circulation peuvent alors apparaître, et dans certains cas le goitre dégénère, et engendre une affection de mauvaise nature.

A côté du goitre simple existe une autre maladie appelée *goitre exophtalmique* caractérisée par les symptômes suivants : augmentation de volume du cou, proéminence des yeux en dehors des orbites et battements très rapides du cœur.

Traitement : injections de *teinture d'iode* à l'intérieur du goître ; *iodure de potassium* (1 gr. par jour), ou mieux *Vin de Moride iodé, aux plantes marines.*

207. — GORGE. Voir abcès, angines, amygdalite, granulations, pharyngite, laryngite, diphtérie, croup, polypes, syphilis, etc.

Traitement du mal de gorge simple sans fièvre avec picotements : gargarismes boriqués, pastilles calmantes, (chlorate de potasse, cocaïne), réglisse, *Cigarettes américaines Leroy* qui procurent une délicieuse fraîcheur et antiseptisent les muqueuses.

208. — GOUROU (Vin de). A base de kola, coca, kina et fer. Vin généreux et reconstituant qui est prescrit dans les convalescences, perte d'appétit, scrofule, anémie, chlorose, etc. (voir page 278).

209. — GOURME (ou **Impétigo**). Affection de la face et du cuir chevelu, assez fréquente chez les enfants dont le sang est vicié ; elle consiste en petits boutons sur lesquels se forment des croûtes plus ou moins larges, pouvant contenir de l'humeur.

Le *traitement* consiste à prendre un dépuratif spécial pour les enfants, dont le meilleur est, sans contredit, l'*Algarine* (aux plantes marines). Sur les croûtes, cataplasmes émollients et lotions de guimauve; quand elles sont tombées, appliquer un mélange de vaseline et de *Pelliséol.*

210. — GOUTTE. Maladie qui frappe surtout les gros mangeurs, et ceux qui, à un certain âge, ne prennent pas un exercice suffisant. Elle consiste en accès de douleurs nocturnes parfois terribles, dans les pieds et les articulations, avec fièvre et gonflement de la partie malade, et peut même amener une certaine impotence; en même temps, les urines sont foncées et rougeâtres.

Traitement : régime des dyspeptiques et mieux des végétariens (§ 349), hygiène, sports, cures thermales (Contrexéville, Vittel); application sur l'articulation de *salicylate de méthyle*, et cataplasmes laudanisés; prendre des médicaments ayant la propriété de faire fondre l'acide urique qui se forme dans les articulations : *teinture de colchique* (20 à 40 gouttes), *benzoate de lithine* (2 pincées par jour), *salicylate de soude* (2 à 4 grammes); de l'*Algarine.*

211. — GRANULATIONS. Petits points blancs qui apparaissent dans la gorge et sur les amygdales. Avec un peu de fièvre et de mal de gorge, elles constituent l'angine pultacée. Si les granulations sont un peu grosses, craindre de les confondre avec des membranes de diphtérie, et quérir le médecin sans tarder. (Voir *angine* § 20, *amygdalite* § 17.)

212. — GRAVELLE (ou Lithiase rénale). Quand on urine du sable ou des petites pierres, on a de la gravelle, et l'on est prédisposé aux coliques néphrétiques (voir § 86). On doit suivre exactement le traitement indiqué à cet article. Il ne faudrait pourtant pas s'alarmer du dépôt qui se forme parfois dans l'urine lorsque celle-ci est en quantité peu abondante et que la température atmosphérique est basse. Pour faire disparaître ce dépôt il suffirait de chauffer légèrement l'urine.

213. — GRIPPE (ou **Influenza**). Maladie épidémique et contagieuse tellement répandue qu'il est peu de personnes qui ne lui aient payé leur tribut. La grippe sous son apparence de bénignité absolue peut se compliquer de presque toutes les maladies inflammatoires, et augmenter souvent d'intensité les affections chroniques les plus diverses. La grippe commune frappe surtout les organes respiratoires (gorge, larynx, bronches et poumons) et le tube digestif (estomac et intestin). *Symptômes* de l'attaque journalière de grippe : étourdissements, malaise général ; rhume de cerveau, mal de gorge ; douleurs diverses, maux de reins, courbature ; un peu de fièvre. Puis dans certains cas, bronchite. Parfois les signes de la grippe sont : frissons, fièvre, rhume de cerveau, vomissements, embarras gastrique (forme gastro-intestinale) prédisposant à l'appendicite. A ces principaux symptômes de la grippe, viennent s'ajouter fréquemment ceux de la bronchite, de la pneumonie et des complications possibles. Enfin à côté des deux formes précédentes, il existe une troisième variété : la grippe nerveuse. Celle-ci est caractérisée par un abattement considérable (état typhoïde), du délire, des névralgies parfois très intenses surtout dans la tête ; l'ensemble de ces symptômes peut dans certains cas faire croire à un début de méningite.

Durée. La grippe légère et convenablement traitée dès le début ne dure que deux ou trois jours ; en moyenne elle peut atteindre huit jours, à moins de complications qui en augmentent de beaucoup la gravité et la durée. Quant à la convalescence, elle est en général fort longue et peut atteindre plusieurs semaines.

Traitement : repos au lit, mettre de la vaseline boriquée dans le nez ; gargarismes antiseptiques (§ 197), *antipyrine* (0 gr. 50) et *sulfate de quinine* (0 gr. 50) pendant 2 à 3 jours, *vin de quinquina* (*Vin de Gourou*) ; s'il y a un peu de bronchite, cataplasmes sinapisés (voir § 60, § 67). Dans tous les cas l'alcool pris sous forme de groogs ou dans du thé léger (rhum, cognac, eau-de-vie) est un bon médicament. Le malade doit boire très abondamment des tisanes diurétiques de façon à augmenter la quantité d'urines et de sueurs. Faire brûler de la *Poudre américaine Leroy* dans la chambre du malade ; les fumeurs useront de cette poudre sous forme de *cigarettes*. Les complications de la grippe seront traitées comme les autres maladies. Dans la convalescence, régime fortifiant (§ 188) ; prendre de l'*Ibogaïne* (*Dragées Nyrdahl* : 2 à 4 par jour.)

214. — GROSSESSE. La grossesse n'est pas une maladie et, à ce titre, il n'est pas nécessaire de lui appliquer un traitement médical, mais les prescriptions hygiéniques prennent pendant toute sa durée une importance capitale, car beaucoup de maladies proviennent de soins mal donnés aux femmes enceintes. On croit généralement que la grossesse met à l'abri des maladies. C'est une erreur, et très souvent, au contraire, l'évolution de ces maladies est aggravée pendant la grossesse.

La plupart du temps la femme reconnaît facilement qu'elle est enceinte. Si, ordinairement bien réglée, elle cesse de voir ses époques, si en même temps ses seins augmentent un peu de volume et si elle a quelques troubles digestifs, il est très probable qu'elle est enceinte. Le ventre augmente progressivement de volume et, avant la constatation des autres signes dits de certitude, la grossesse est évidente. Mais, dans certains cas, chez des femmes réglées irrégulièrement, chez celles qui sont nerveuses ou qui présentent d'habitude des troubles de la santé générale, le diagnostic devient difficile. Ce n'est qu'à partir de 4 mois et demi qu'on peut affirmer la grossesse, après avoir constaté un des signes suivants : mouvements du fœtus perçus par le médecin et surtout battements de cœur fœtal entendus par l'auscultation.

La femme enceinte devra vivre autant que possible au grand air, prendre de l'exercice modérément et sans fatigue. Ses vêtements seront larges ; elle ne portera ni corset, ni jarretières. Elle mangera bien, mais sans exagération ; le mieux sera de manger souvent, mais peu à la fois. Par l'emploi méthodique des laxatifs, elle évitera la constipation. Elle s'abstiendra de tous les excitants : alcool, thé, café, etc. Dans le dernier mois de la grossesse, elle préparera ses seins à leur importante fonction, par des frictions à l'alcool et de légers massages des mamelons. Enfin les bains, par leur action calmante et leur utilité au point de vue de la propreté du corps, sont recommandables, surtout à la fin de la grossesse, car ils assouplissent les tissus et facilitent l'accouchement.

H

215. — HALEINE FÉTIDE. Peut être causée par une maladie d'estomac et par la fermentation des aliments qui y sont contenus, ou simplement et plus souvent encore par le mauvais état de la bouche et des dents. Enfin on peut rapporter à l'haleine la puanteur du nez ou ozène.

Traitement : voir les articles dyspepsie, dilatation d'estomac, bouche, dents, ozène (§ 302).

216. — HAMAMELIS VIRGINICA. Plante originaire de l'Etat de Virginie (Etats-Unis d'Amérique) douée d'un pouvoir vaso-constricteur, qui agit sur les tuniques et parois des vaisseaux (veines et artères). L'hamamelis rentre dans la composition de l'*Elixir de Virginie*, remède classique contre les affections du système veineux et celles qui proviennent d'une mauvaise circulation du sang (voir page 244).

217. — HÉMORRAGIES. Ecoulement du sang provenant de la rupture des vaisseaux (artères et veines).

Hémorragies dans les blessures. Lorsque le sang sort par saccades, en grande quantité et rouge vif, il y a une artère coupée. En attendant le médecin qui viendra la lier, appuyer fortement le doigt sur l'artère au-dessus du point blessé qui sera recouvert d'un pansement (tarlatane, linge, coton, ouate, etc.) et bandé solidement. Si le sang sort à flots placer un lien au-dessus de la blessure, à l'aide d'un mouchoir roulé en cravate, d'un tuyau en caoutchouc (fourneau à gaz), etc. Quand le sang sort en nappe, et de couleur noirâtre, faire de la compression en-dessous du point blessé : on a affaire à une veine, et c'est beaucoup moins grave (voir § 305).

Hémorragies des différents organes. *Hémorragies de l'estomac* ou hématémèses, *hémorragies du poumon* ou hémoptysies : assez graves.

Traitement : repos au lit, ne pas bouger ni parler, sucer de petits morceaux de glace.

Hémorragies du nez ou épistaxis. Saignements du nez. Chez les sujets forts et sanguins, ne sont pas nuisibles ; de même à la suite d'un coup violent s'arrêtent en général facilement. Au contraire, chez les nerveux, les lymphatiques, les scrofuleux, les jeunes filles et les femmes au moment des règles ou du retour d'âge, les saignements de nez peuvent être assez abondants pour amener l'anémie.

Traitement : injections dans les narines d'une solution d'*antipyrine* à 1 p. 50 ; bourrer le nez de vaseline chez les hémophiles (personnes ayant des prédispositions aux hémorragies ; dans les cas graves, tamponnement des fosses nasales par le médecin et cautérisation du point qui saigne. Enfin et surtout, prendre de *l'Elixir de Virginie* dont l'action hémostatique est manifeste, et plus efficace dans de nombreux cas que le perchlorure de fer et les injections d'ergotine. Nous recommandons surtout cet élixir aux hémophiles, aux jeunes filles, et aux femmes pendant le retour d'âge.

Hémorragies de matrice : mennorragies et métrorragie. Peuvent survenir pendant les périodes de formation (voir § 187), les règles irrégulières (§ 350), le retour d'âge (§ 353). Le traitement est indiqué dans les articles désignés. Les hémorragies à la suite d'avortement ou d'accouchement seront soulagées par des injections d'eau aussi chaude que la femme pourra la supporter. Le médecin, s'il y a lieu, fera les tamponnements nécessaires.

218. — HÉMORROÏDES. Les hémorroïdes sont des tumeurs de la région anale formées par la dilatation variqueuse des veines de l'extrémité terminale de l'intestin, dites veines hémorroïdales.

Elles sont internes ou externes, suivant que les veines malades sont situées sur un plan plus ou moins élevé. Les *hémorroïdes externes* occupent le pourtour même de l'orifice anal et s'y présentent sous la forme de grosseurs de nombre variable; il peut n'y en avoir qu'une, mais elles sont le plus souvent multiples et peuvent être serrées les unes contre les autres pour former une espèce de bourrelet circulaire. Les *hémorroïdes internes*, au contraire, sont placées au-dessus du sphincter anal et restent cachées. Dans certains cas, cependant, leur point d'implantation sur la paroi de l'intestin s'étire, et il en résulte la formation d'un pédicule qui peut être assez long pour permettre aux tumeurs hémorroïdaires de dépasser le sphincter et de venir faire saillie à l'extérieur. Cette variété d'hémorroïdes internes porte le nom d'hémorroïdes procidentes. Il n'est pas rare de voir coïncider, chez les mêmes personnes, toutes les variétés d'hémorroïdes, internes ou externes, procidentes et non procidentes.

Le volume de ces tumeurs varie aussi suivant les personnes, et chez le même malade, suivant les moments où on les observe. Car il ne faut pas oublier que ce sont de véritables varices, de simples dilatations des veines susceptibles de se vider et de se remplir à l'excès, de diminuer et d'augmenter de volume avec une égale rapidité. Telle hémorroïde qui est aujourd'hui aplatie, flétrie et grosse à peine comme une lentille, peut prendre demain, sous l'influence de ce qu'on appelle une fluxion, le volume d'une grosse cerise ou d'une prune. Les *fluxions hémorroïdales* sont un des points les plus curieux de l'histoire de cette maladie ; leur mécanisme et leur cause intime sont à peu près ignorés. Il est bien probable que la constipation, que les efforts pour aller à la garde-robe ne sont pas absolument étrangers à leur production ; mais cette étiologie qui ne fait intervenir que des causes mécaniques est évidemment insuffisante. Elle ne peut pas — il s'en faut de beaucoup — expliquer tous les cas : elle ne donne pas la clef, notamment, de toutes ces fluxions qui, chez tant de personnes, se produisent d'une manière périodique et prennent bien vite la signification et l'importance d'un phénomène physiologique.

Quoi qu'il en soit de ces explications, les fluxions se résolvent habituellement par une perte de sang plus ou moins abondante et d'une durée plus ou moins longue. Après quoi, tout rentre dans l'ordre. C'est à cette hémorragie qu'on a donné le nom de *flux hémorroïdal.*

Dans l'intervalle des fluxions, les tumeurs hémorroïdales ne font guère souffrir les malades, mais quand elles se congestionnent et qu'elles augmentent de volume, elles donnent lieu à des sensations de prurit et de cuisson, et même à des élancements très douloureux.

On ne peut rien dire de général sur la fréquence, l'intensité et la durée des fluxions, non plus que sur l'abondance des hémorragies qui leur font suite et les déterminent. A tous ces points de vue, chaque malade se comporte à sa manière ; il en est dont les hémorroïdes ne se congestionnent que très rarement et d'une manière tout à fait irrégulière ; chez d'autres, au contraire, les fluxions sont très fréquentes ; enfin, il est assez commun de les voir, comme nous le disions tout à l'heure, affecter une véritable périodicité et se reproduire, par exemple, tous les vingt-cinq jours ou tous les mois.

Accidents et complications des hémorroïdes. Une des complications les plus fréquentes des hémorroïdes est l'*hémorragie*. Il ne s'agit plus ici, bien entendu, de la perte de sang modérée et ordinairement salutaire qui met fin aux fluxions hémorroïdales. Mais, dans certains cas, cette perte de sang dure si longtemps et se fait avec une telle abondance qu'elle entraîne toutes les conséquences des grandes hémorragies. Chez d'autres malades, le danger ne provient pas tant de l'importance de la perte du sang que de sa continuité; certaines hémorroïdes, en effet, au lieu de se vider et de revenir sur elles-mêmes à la suite d'une poussée fluxionnaire, restent à demi congestionnées et laissent suinter du sang. Cela se voit surtout pour les hémorroïdes internes. Le sang s'accumule au-dessus du sphincter, et est expulsé à chaque garde-robe, liquide ou mélangé de gros caillots. Certains hémorroïdaires peuvent ainsi perdre chaque jour une quantité de sang qui varie de 150 à 200 grammes.

Un pareil état de choses ne tarde pas à déterminer une *anémie* des plus profondes : la décoloration des muqueuses, la teinte pâle et cireuse de la peau, la faiblesse, les vertiges, les tendances aux syncopes, les palpitations du cœur et les essoufflements rapides sont les symptômes les plus caractéristiques de cet appauvrissement du sang.

Une autre complication fréquente des tumeurs hémorroïdales est l'*inflammation*. Celle-ci est aux hémorroïdes ce qu'est aux varices l'accident connu sous le nom de phlébite variqueuse. Elle survient ordinairement à l'occasion d'une fluxion hémorroïdale qui, pour ainsi dire, manque son but et ne se termine pas par une hémorragie. Les hémorroïdes enflammées se présentent sous la forme de tumeurs arrondies, distendues à l'excès et d'une consistance ferme, de couleur rouge foncé ou lie de vin. L'inflammation, au lieu de se borner à une seule tumeur, peut gagner et gagne souvent les veines qui entourent l'orifice anal, de sorte que cet orifice est comme caché au fond d'un gros bourrelet circulaire que semble recouvrir avec peine une muqueuse violacée, lisse et tendue. Quelquefois aussi, les hémorroïdes internes procidentes prennent part à l'inflammation des hémorroïdes externes ; on voit alors, du fond du bourrelet formé par ces dernières, émerger une ou deux tumeurs arrondies, de couleur encore plus foncée, de consistance encore plus dure.

Toutes ces tumeurs sont éminemment douloureuses au toucher et spontanément. Tout le temps que dure la poussée inflammatoire, les malades sont torturés sans répit par des sensations de brûlure, de déchirement, par des battements ou des élancements douloureux, par des épreintes ou faux besoins de garde-robes.

Bientôt les hémorroïdes enflammées laissent suinter un liquide grisâtre et fétide qui n'est pas autre chose que du pus ; il se fait à leur surface de petites ulcérations qui se creusent de plus en plus, jusqu'à ce que la tumeur se vide de son contenu, mélange décomposé de sang et de pus. Puis, peu à peu, les crevasses se cicatrisent et les tumeurs hémorroïdales affaissées se flétrissent.

Mais, dans certains cas, les choses ne se terminent pas aussi facilement. Les hémorroïdes internes procidentes sont, elles aussi, susceptibles de s'enflammer et, si on ne prend pas la précaution de les faire rentrer tout de suite, il arrive un moment où leur réduction devient impossible ; la constriction énergique produite sur leur pédicule par le sphincter ne tarde pas à amener l'*étranglement* et le *sphacèle*.

Même sur les hémorroïdes externes, la *gangrène*

est possible, par suite de l'excès même de l'inflammation. Or, quand les hémorroïdes sont gangrenées, les douleurs prennent, bien entendu, un caractère encore plus violent que dans les cas d'inflammation simple ; il se développe une forte fièvre ; la suppuration est plus abondante et d'une horrible fétidité, entraînant avec elle des lambeaux de muqueuses mortifiées. La réparation de pareilles lésions exige quelquefois plusieurs semaines, après lesquelles le malade reste affaibli, comme à la suite d'une grave maladie.

Traitement des hémorroïdes. Le traitement classique des hémorroïdes est médical ou chirurgical.

Le traitement médical consiste à oindre ces tumeurs avec des liniments et des pommades. La plus célèbre de ces dernières est l'onguent populeum qui est composé d'un certain nombre de substances calmantes ; et quand elles sont enflammées, ou simplement fluxionnées, l'onguent populeum est *absolument insuffisant* et n'arrive même pas à atténuer la douleur.

Les pommades dites astringentes, parce qu'on y fait figurer le ratanhia ou le tannin, sont d'un *effet nul* sur les tumeurs hémorroïdales, pour des raisons qu'il est trop facile de saisir : tous ces moyens thérapeutiques ne peuvent pas avoir d'autre but, aux yeux d'un médecin sérieux, que celui — très légitime d'ailleurs — de faire prendre patience au malade, en attendant que la nature médicatrice fasse son œuvre.

Le traitement chirurgical n'est pas passible de la même objection, au contraire. Le meilleur moyen de faire disparaître une tumeur, quelle qu'elle soit, est de la *volatiliser* avec le fer rouge, de l'exciser au bistouri, d'enserrer son pédicule dans une ligature ou dans l'anse d'un écraseur. Mais il reste à savoir si l'hémorroïde est une tumeur comme les autres dont l'ablation est toujours avantageuse et ne peut avoir d'inconvénients. Nous nous sommes déjà expliqués sur ce point et nous pensons que la vraie sagesse consiste à se comporter différemment suivant le cas : c'est, pour le médecin, affaire de tact et de probité professionnelle. Quand la vie du malade est mise en danger par des hémorragies, par exemple, et qu'on a épuisé toutes les ressources de la thérapeutique, il faut, sans hésiter, faire intervenir la chirurgie. Il faut, au contraire, s'abstenir toutes les fois que cela est possible. En d'autres termes, on ne doit opérer les hémorroïdes que lorsqu'on ne peut pas faire autrement. Or, aujourd'hui, — et c'est là que nous voulions en arriver, — les cas où l'on ne peut pas faire autrement sont devenus extrêmement rares. *L'Elixir de Virginie* guérit les hémorroïdes presque aussi sûrement que le thermocautère ou que l'écraseur. Il prévient l'inflammation des tumeurs. Il régularise, atténue et finalement supprime les poussées fluxionnaires. Enfin, cet *Elixir de Virginie* a la propriété, qui ne saurait appartenir à aucun degré à l'instrument chirurgical, de purifier le sang et de neutraliser ce qu'on pourrait appeler le *vice hémorroïdal*.

De plus, les hémorroïdaires doivent se soumettre à certaines règles d'hygiène qui sont peu connues et que nous pouvons formuler en quelques mots : porter des vêtements amples, n'exerçant sur le ventre aucune constriction ; pour les hommes pantalons à bretelles, pour les femmes corsets peu serrés. Activer les fonctions de la peau à l'aide de bains fréquents, suivis de frictions et de massages. Faire tous les jours un exercice régulier, proportionné aux forces de chacun ; l'équitation n'est pas bonne ; l'exercice de la bicyclette est tout à fait mauvais, parce qu'il congestionne les organes contenus dans le bassin. Tous les autres sports peuvent être pratiqués avec avantage.

Eviter la constipation à l'aide d'une alimentation choisie et la combattre si elle existe; mais pour cela, *ne pas abuser des purgatifs ou des laxatifs qui aggravent la constipation* et qui congestionnant les portions terminales de l'intestin, peuvent devenir le point de départ des poussées inflammatoires ; recourir de préférence aux moyens hygiéniques, bains généraux, douches, massages de l'abdomen, etc.

Ces quelques conseils seront suivis avec avantage par les malades faisant usage de *l'Elixir de Virginie.*

219. — HERNIE. Sortie des intestins sous la peau, en dehors du ventre, à la suite d'un violent effort ou par relâchement ou faiblesse des muscles de l'abdomen.

Traitement : Le meilleur est l'opération chirurgicale (2 à 3 semaines de repos). On peut porter des bandages, mais jamais on ne guérit, sauf chez l'enfant (jusqu'à 5 ans).

Hernie étranglée. Lorsque la hernie, qu'on rentrait facilement avec le doigt, ne peut plus reprendre sa position à l'intérieur de l'abdomen, et se congestionne et s'enflamme, on a ce qu'on appelle la hernie étranglée. Elle s'accompagne de vomissements, hoquet, pouls petit, et souvent syncope. On doit immédiatement appeler le médecin ; en l'attendant, on essaye de rentrer la hernie par une pression modérée et continue sur l'intestin : c'est le taxis. Un bain à 35° facilite souvent la réduction de la hernie : les chairs s'amollissent et les intestins peuvent quelquefois regagner leur situation première.

220. — HERPÈS. Petites vésicules qui naissent aux coins de la bouche ou sur les muqueuses pendant une indisposition, fébrile ou non (règles). Ces vésicules groupées en un nombre plus ou moins considérable ne tardent pas à se dessécher, et à se recouvrir d'une croûte grisâtre qui au bout de peu de jours, tombe sans laisser de cicatrices.

Lorsque l'herpès siège au fond de la gorge (angine herpétique) il s'accompagne de douleurs très violentes qui ne sont pas en rapport avec la bénignité relative de la maladie.

En ce qui concerne une variété particulière d'herpès (herpès zoster) qui siège sur le trajet de certains nerfs, voir *zona*, § 438.

Traitement : pommade à l'*oxyde de zinc* et *Pelliséol* ; 2 cachets de 0 gr. 50 de *salicylate de quinine* par jour.

221. — HUILE DE FOIE DE MORUE. Destinée à suralimenter les enfants et à débarrasser leur sang des humeurs mauvaises par l'iode qu'elle renferme. On distingue trois variétés d'huile de foie de morue : 1° l'huile blanche, décolorée par des procédés industriels spéciaux qui lui enlèvent une grande partie de ses qualités. 2° l'huile ambrée qui malgré les troubles dyspeptiques qu'elle amène fréquemment devra être préférée. 3° Enfin l'huile brune dont l'usage doit être complètement rejeté ; car elle est obtenue par la distillation de résidus de foie, et par suite elle est aussi nauséeuse que nuisible.

Quant aux émulsions, leur valeur thérapeutique est contestable et laisse souvent à désirer.

On les remplace agréablement par l'*Algarine*, granulé sucré remplissant le même but (voir page 269).

222. — HUMEURS FROIDES (ou Ecrouelles). Manifestation de la *scrofule* sur les glandes ou ganglions du cou, de l'aisselle, etc. Ces ganglions augmentent peu à peu de volume, se ramollissent ; la peau qui les recouvre devient de plus en plus mince et finit par s'ouvrir en plusieurs points. La poche se vide et après un temps plus ou moins long, la plaie se ferme, laissant une cicatrice irrégulière, indélébile.

Traitement. Indépendamment du traitement chirurgical, le traitement général est celui de la scrofule (voir § 372). L'*Algarine Nyrdahl* (voir § 11) qui remplace l'huile de foie de morue est le médicament de choix dans cette maladie.

223. — **HYDARTHROSE.** Epanchement de synovie dans les articulations, c'est-à-dire eau dans les jointures. S'observe à la suite d'un coup, d'une entorse, d'une luxation, etc.

Traitement : massage, application de teinture d'iode, pointes de feu, électricité, douches.

224. — **HYDROPISIE.** Amas d'eau dans le ventre (voir *ascite*, § 34).

225. — **HYDROTHÉRAPIE.** Traitement des maladies par l'eau. L'eau, indispensable pour la vie, nécessaire pour l'hygiène, est utile en cas de maladie. C'est au médecin de donner des renseignements selon les cas sur les indications, le mode d'emploi ou les contre-indications de l'hydrothérapie. Nous nous contenterons de citer ici de quelle façon on emploie le plus fréquemment l'eau dans le traitement des maladies.

Eau ordinaire. — Elle peut être utilisée *chaude, froide, tiède* ou successivement *chaude et froide.* Il faut aussi distinguer les cas où on l'applique directement sur le corps sans percussion et ceux au contraire où l'on emploie la percussion.

Dans le premier cas, dont le type est le *bain,* on peut distinguer les bains simples généraux et les bains partiels (bains de siège, bains de pieds).

Diverses substances peuvent être ajoutées à l'eau : on a alors les bains d'amidon, sulfureux, de Barèges, salés, alcalins, sinapisés (farine de moutarde), etc. Dans cette catégorie rentrent aussi les emmaillottements, les ceintures mouillées, les compresses, enfin les lotions locales froides, chaudes, avec ou sans médicaments, pratiquées au moyen d'une éponge ou d'un tampon d'ouate hydrophile et les lotions générales ou affusions.

Les applications d'eau avec percussion ont pour type les *douches* générales ou partielles (en pluie, en jet, en colonne, en nappe, en poussière, etc.) et les douches locales ou injections, que l'on donne en général au moyen d'un bock ou douche d'Esmarch.

Eau de mer. Eau de sources minérales. — L'hydrothérapie peut se faire également avec de l'eau de mer (bains de mer) ou avec de l'eau de sources minérales (Villes d'eaux). Il est à remarquer que l'action de ces eaux est infiniment supérieure lorsqu'elles sont utilisées au lieu de leur production à leur action lorsqu'elles sont transportées. Rien ne peut remplacer complètement une cure dans une ville d'eaux. Voir *eaux minérales*, § 142.

226. — HYGIÈNE. Les principes généraux nécessaires à la santé, les moyens d'éviter les maladies ou de les rendre moins dangereuses, les règles sanitaires que l'on doit observer dans toutes les circonstances de la vie, constituent ce qu'on appelle l'hygiène.

Hygiène de l'adulte. Ne pas dormir plus de huit heures et partager le restant des vingt-quatre heures entre le travail et le repos qui comprend : toilette, repas, distractions de l'esprit (lectures), exercices au grand air (sports), etc.

Sommeil. Les personnes travaillant du cerveau ont droit à neuf heures de sommeil ; dormir pendant l'été les fenêtres ouvertes (persiennes fermées) et suffisamment couvert ; la tête assez basse : le traversin est inutile. Une personne bien portante doit dormir sans se réveiller et être dispos au réveil.

Toilette. Ablutions quotidiennes de toutes les parties du corps par l'usage d'un grand récipient d'eau fraîche ou tiède dans lequel on procède à la toilette. Aussitôt après, légères frictions au gant de crin. La propreté est nécessaire à la santé ; elle permet une bonne transpiration générale et, par conséquent, l'élimination des poisons du sang ; en aucun cas, on ne doit donc négliger les soins corporels. Les dents et les cheveux seront l'objet de nettoyages minutieux (voir §§ 127 et 73). En outre, prendre une ou deux fois par semaine un grand bain chaud ou froid et se savonner vigoureusement.

Repas (voir *aliments*, § 13). Ne jamais faire d'excès (nourriture ou boissons). Boire de l'eau filtrée (voir § 181) et ne pas s'habituer aux apéritifs et aux petits verres d'alcool. Lire le n° 10.

Exercices physiques. On doit consacrer au moins deux heures aux sports : marche, gymnastique, bicyclette, etc., après lesquels on peut faire de l'hydrothérapie chaude ou froide, selon les goûts.

Hygiène de la femme (voir *grossesse*, § 214 ; *allaitement*, § 14 ; *formation des jeunes filles*, § 187 ; *règles douloureuses*, § 350 ; *retour d'âge*, § 353).

Hygiène des maladies (voir *contagion, désinfection, antisepsie*, §§§ 99, 130, 125).

227. — HYSTÉRIE. Maladie nerveuse qui frappe surtout la femme et dont les symptômes principaux sont : nervosisme, caractère changeant et difficile, accès de gaieté ou tristesse, mensonges, sensations bizarres (boule qui remonte de l'estomac à la bouche et qui étrangle au niveau du larynx), névralgies, maux d'estomac et de tête, troubles de circulation et de menstruations, attaques de nerfs, etc. L'hystérie se rencontre presqu'aussi fréquemment chez l'homme que chez la femme; ses apparences extrêmement variées font qu'elle est très souvent méconnue. Elle prend en effet parfois les caractères de maladies bien déterminées; la persistance des symptômes, l'inefficacité de tout traitement, doivent faire penser à l'hystérie qui est avant tout une névrose ou maladie des centres nerveux.

Cette affection ne se révèle souvent qu'à l'occasion d'un accident (catastrophe de chemin de fer), d'une vive émotion; la formation des jeunes filles (§ 187) et le retour d'âge (§ 353) sont également des causes favorisantes des troubles hystériques.

Traitement : hydrothérapie, hygiène, vie au grand air, *bromure de potassium* (2 à 4 gr. par jour). *Contre les règles irrégulières et douloureuses*, voir § 350.

Indépendamment du traitement médicamenteux ordinaire, on peut agir heureusement sur la marche de la maladie par ce qu'on appelle la psychothérapie, c'est-à-dire en modifiant par la suggestion et la persuasion, les idées et le caractère de l'individu, sources influentes de tout son mal.

I

228. — IBOGA. Plante du Congo employée par les nègres pour stimuler ou tonifier le système nerveux. Les pagayeurs des grands fleuves mâchent les racines de cette plante, chaque fois qu'ils veulent fournir un surcroît de travail sans fatigue, ou veiller longtemps.

229. — IBOGAÏNE. Principe actif de l'iboga découvert par M. Landrin. L'expérimentation de l'*ibogaïne* dans les hôpitaux de Paris a montré que c'était un médicament parfait dans la neurasthénie, les atonies nerveuses et musculaires, les convalescences, la grippe, l'asthénie des organes et du cœur, parce que cette substance excite et tonifie le système nerveux, régularise le cœur, et augmente les phénomènes de la nutrition, c'est-à-dire les actes essentiels de la vie (voir page 261).

230. — ICTÈRE (voir *jaunisse*, nº 244).

231. — IMPETIGO (voir *gourme*, nº 209).

232. — IMPALUDISME (voir *fièvre intermittente*, nº 177).

233. — INCONTINENCE D'URINE (Pipi au lit). Cette maladie dépend surtout du nervosisme, de la paralysie de la vessie (surtout chez les vieillards), de divers états spéciaux comme la grossesse. Chez les enfants, on les forcera à uriner avant de se coucher, et pour cela on leur donnera, l'après-midi, de la tisane de *queue de cerise* qui empêche l'action irritante de l'urine sur la vessie. On pourra également essayer le *bromure de potassium* à la dose de 1 à

2 grammes. Enfin, en cas d'insuccès, porter des urinaux, c'est-à-dire des appareils spéciaux qui recueillent l'urine pendant la nuit et empêchent les malades de souiller leur lit.

234. — INDIGESTION. C'est le refus de l'estomac de digérer ou de laisser passer les aliments, accompagné toujours de vomissements. Les causes de l'indigestion sont variables : absorption d'aliments lourds et indigestes, repas plantureux, fatigue morale ou physique. Un certain nombre de maladies peuvent débuter par une indigestion : telles sont l'appendicite, la fièvre typhoïde, la grippe gastro-intestinale. C'est par l'évolution de la maladie et l'efficacité du traitement que l'on jugera avoir affaire à une indigestion banale ou à une des affections précitées. Dans le cas d'indigestion, on doit aider les vomissements, soit en chatouillant le fond de la gorge (la luette), soit en buvant de l'eau chaude, du thé, ou même en prenant un vomitif (voir vomitif). Observer ensuite la diète, et le régime des dyspeptiques pendant quelques jours. Nous ferons remarquer que de fréquentes indigestions peuvent être la manifestation d'une dyspepsie, d'un embarras gastrique, d'une dilatation d'estomac (voir ces différents mots, §§§ 141, 135, 150).

235. — INFLUENZA (voir *grippe*, n° 213).

236. — INHALATIONS. Action de respirer des gaz ou des vapeurs. L'inhalation des *vapeurs de la Poudre américaine Leroy* est excellente dans l'asthme, et toutes les maladies des voies respiratoires.

237. — INJECTIONS. *Antiseptiques : permanganate de potasse* (1 pour 2.000) ; *sublimé* (1 pour 2.000) ; *oxycyanure de mercure* (1 pour 5.000) ; *thymol* (1 pour 1.000) ; *aseptol* (1 pour 200). Pour les soins ordinaires de propreté : *acide borique* : 2 à 3 pincées ; *thymol* (1 pour 5.000) ; *aseptol* (1 pour 1.000).

Astringentes : *alun*, 3 à 4 pincées par litre ; *tannin*, même dose. (*Pertes blanches*.)

Injections hypodermiques : *morphine*, *cacodylate*, *sérums*, etc... Se font à la face externe des cuisses, au bras près des cicatrices de vaccins. Désinfecter la peau en frottant avec un tampon d'ouate imbibé d'éther (se tenir loin du feu par crainte d'explosion !) et enfoncer l'aiguille brusquement, parallèlement à la peau, dans le bourrelet de chair qu'on tient entre les deux doigts de la main gauche. Ne pas pratiquer l'injection, si le sang coule par l'aiguille, puis mettre un peu d'ouate avec du collodion sur la piqûre.

238. — INOCULATION. Introduction d'un virus ou germe d'une maladie dans notre organisme, pour en combattre un autre. Exemple : la *vaccine*, le *sérum antidiphtérique*, etc. (voir *vaccine*, *sérums*, etc.).

239. — INSOMNIE. Dans les cas de maladies aiguës avec fièvre, soigner ces maladies. Lorsque les insomnies proviennent du nervosisme, de la neurasthénie, de différents états nerveux, des maladies d'estomac, suivre le régime des dyspeptiques (surtout le soir), prendre des douches, des bains fréquents, faire des sports, de l'exercice au grand air. En cas d'insomnies rebelles à l'hygiène, prendre du *bromure de potassium* (de 1 à 4 gr.), du *sirop de chloral* ou de *morphine*. Ne jamais prendre d'alcool, de thé, ni de café.

240. — INTESTINS. Voir *entérite*, *coliques*, *diarrhée*, *appendicite*, *dysenterie*.

241. — INTOXICATION (voir *empoisonnements*, n° 153).

248. — IODE. Médicament très actif contenu dans l'eau de la mer et les plantes marines. C'est non seulement un fortifiant, mais encore un puissant dépuratif. C'est ce qui explique l'influence du climat marin sur les enfants ou les personnes anémiques, lymphatiques, scrofuleuses ou rachitiques. On ignore en général que l'huile de foie de morue est administrée aux malades, non pas tant pour les principes gras et indigestes, que pour l'iode qu'elle renferme. Une question se pose alors de suite : l'iode en nature ne peut-elle être absorbée pour remplacer l'action bienfaisante d'un séjour sur l'océan? — Assurément, on peut employer l'iode en thérapeutique sous les formes les plus multiples, telles que *iodure de fer*, de *potassium*, de *sodium*, d'*ammonium* et autres. Il est même des cas graves où l'*iodure de potassium* doit être préféré (syphilis, 1 à 6 grammes). Mais toutes ces préparations ont le même inconvénient : leur goût est désagréable, elles affectent la gorge et le nez, elles occasionnent des maux d'estomac et de tête; enfin, elles peuvent faire perdre l'appétit et amener des troubles plus ou moins graves dans l'organisme. C'est pour remédier à ces graves inconvénients que M. Moride, dont les recherches sur la composition des eaux de mer et des plantes marines lui ont valu une des plus hautes récompenses décernées par l'Académie des Sciences, a songé à extraire des plantes marines, la combinaison iodée qui y existe à l'état naturel. Il l'a incorporée à des préparations qui ont tous les avantages de l'huile de foie de morue sans en avoir les inconvénients. Telles sont le *Vin* et le *Sirop de Moride*. Une nouvelle préparation, l'*Algarine*, est encore meilleure pour les enfants ; c'est un granulé sucré ayant les mêmes propriétés que le *vin* et le *sirop*, et où le sucre joue le rôle nutritif de l'huile. Des recherches récentes ont montré que c'est un aliment bien mieux toléré que l'huile ; il ne fait pas perdre l'appétit, s'absorbe avec plaisir, et engraisse autant. Ces préparations aux plantes marines sont d'excellents fortifiants, et surtout des dépuratifs de tout premier ordre qui régénèrent le sang le plus corrompu, et le plus chargé d'humeurs âcres et morbides (voir pages 253, 269).

243. — IVRESSE. Causée par l'alcoolisme. Prendre 5 à 6 gouttes d'*alcali volatil* dans un verre d'eau, et chatouiller le fond de la gorge pour amener les vomissements qui soulagent et procurent le sommeil. Dans le cas d'intoxication grave par l'alcool, lavages d'estomac, respiration artificielle, tractions rythmées de la langue (voir *asphyxie*, § 37 ; *alcoolisme*, § 10).

L'ivresse prédispose à la congestion, et peut même en être cause surtout par le froid et la chaleur ; on devra donc, en présence d'un individu ivre, éviter tous les changements brusques de température et le transporter dans un local ni trop chaud ni trop froid. Les congestions cérébrales qui résultent de l'ivresse sont fort nombreuses, et presque toujours mortelles.

Indépendamment de l'alcool, d'autres substances telles que l'éther, le chloroforme, l'opium, etc. peuvent amener des symptômes d'ivresse, volontairement ou accidentellement. Dans ce cas, se reporter à l'article empoisonnement.

J

244. — JAUNISSE (ou **Ictère**). Maladie causée par le passage de la bile dans le sang, et provenant d'un engorgement du foie. C'est plus un symptôme qu'une maladie. Elle peut s'observer à la suite d'une violente contrariété, d'une maladie d'estomac ou d'intestin, et surtout d'une inflammation du foie ou hépatite. La peau est d'une couleur jaune clair ou foncé, de même que les yeux et les sécrétions, en particulier les urines. La présence de bile dans le sang entraîne une série de phénomènes analogues à ceux d'un véritable empoisonnement. Le cœur est particulièrement sensible à cette intoxication, et le pouls bat en général beaucoup plus vite qu'à l'état normal. Pour la même raison la température est augmentée. Les phénomènes digestifs qui sont parfois la cause de la jaunisse, sont entretenus par la diminution de la bile dans l'intestin; les fermentations y sont plus actives, et entretiennent de leur côté une auto-intoxication générale de l'organisme.

En l'absence du médecin se mettre au régime lacté intégral, se purger (30 gr. de *sulfate de soude*) et boire des tisanes en abondance. Ne pas s'effrayer des selles qui sont décolorées et couleur d'argile. Souvent, la jaunisse est accompagnée de démangeaisons dues à la présence de la bile dans le sang. Pour les calmer, prendre des bains tièdes et saupoudrer le corps au talc et à l'amidon. On doit rester au régime lacté pendant une quinzaine de jours, et lorsqu'on commence à manger, le faire très prudemment et suivre le régime des dyspeptiques (§ 349) pendant longtemps.

K

245. — KOLA. Plante un peu excitante qui forme la base du *Vin de Gourou* (voir page 278).

246. — KYSTES. Amas d'humeur ou de produits spéciaux renfermés dans des poches ou sacs qui peuvent exister dans l'organisme. De volumes variables, depuis la tête d'épingle jusqu'à la tête d'enfant, et plus encore, ils peuvent contenir, dans certains cas, jusqu'à 30 litres de liquides (surtout chez la femme : kyste de l'ovaire). Certains kystes sont dus à des parasites spéciaux (hydatides) du genre des vers : ce sont les kystes hydatiques. Disons à ce propos que les kystes hydatiques sont, le plus souvent dus à des contacts avec certains animaux, notamment le chien ; on ne devrait donc pas permettre à ces bêtes de vous lécher, comme trop souvent elles en ont l'habitude.

Les kystes internes (ovaire, foie, etc.) ont des symptômes un peu compliqués qui ne peuvent être décelés que par le médecin lui-même.

Les kystes externes sont plus facilement reconnaissables. Ainsi lorsqu'il se développe sur la tête ou la face une grosseur qui augmente peu à peu sans fièvre ni douleur, on a ordinairement affaire à une loupe ou kyste sébacé, formé par l'occlusion de l'orifice d'une glande. Des kystes sébacés peuvent s'observer sur presque tout le corps. On peut essayer de détruire les petits kystes par l'écrasement à l'aide d'une pièce de monnaie ; mais, en général, tous les kystes ne relèvent que de la chirurgie. Il faudra donc se faire opérer quand le docteur l'indiquera, car les kystes peuvent se rompre d'eux-mêmes, causer des dommages irréparables ou se transformer en cancers.

L

247. — LANGUE BLANCHE. S'observe dans toutes les affections des voies digestives, dans les maladies accompagnées de fièvre, la grippe, etc. Dans les maladies de l'estomac et de l'intestin, suivre le régime des dyspeptiques (§ 349). Voir *embarras gastrique*, *dyspepsie*, etc. Quand la bouche est pâteuse, amère et la langue très épaisse, nettoyer la langue avec un linge bien propre trempé dans de l'*Eau de Vichy*.

La langue étant le *miroir de l'intestin*, le meilleur moyen pour la rendre à son état normal est d'administrer une purgation saline (eau de Janos, Carabana, Rubinat, etc.). (Voir § 341).

248. — LARYNGITE. La laryngite ou inflammation du larynx peut être aiguë ou chronique. — Les refroidissements ou les changements brusques de température, le séjour dans un endroit où l'on respire des poussières ou des vapeurs irritantes (tabagies) peuvent provoquer la laryngite. Celle-ci peut coïncider avec un rhume de cerveau ou un mal de gorge.

La gorge est chaude, sèche, la toux est rauque, douloureuse, et la voix est enrouée. Souvent le malade ne peut à peine parler, car les cordes vocales qui se trouvent à l'intérieur de cet organe sont enflammées et incapables de vibrer, par conséquent de produire un son.

Traitement. Eviter le froid, causer le moins possible ; s'abstenir de tabac, alcool, mets épicés, etc. Boire des infusions chaudes sucrées avec du miel. Fumer des *Cigarettes Leroy* ou respirer les vapeurs de la *Poudre américaine Leroy*. Badigeonner le devant de la gorge avec de la teinture d'iode ou appliquer un sinapisme. De plus on doit se gargariser fréquemment avec un émollient (voir § 197).

Laryngite striduleuse (ou Faux croup). Chez l'enfant, au cours d'un léger mal de gorge, il peut se produire la nuit des crises de suffocation que l'on arrêtera par l'application au devant du cou de compresses ou d'éponges imbibées d'eau bien chaude. Mettre en même temps des sinapismes aux jambes et soigner ensuite le mal de gorge.

Prévoir aussi la *diphtérie* et le *croup* (§§ 117, 136).

Laryngite chronique. Justiciable surtout d'un traitement général : saison dans une ville d'eau sulfureuse ; aux lymphatiques ou aux anémiques, donner des toniques, de l'*Algarine*, ou du *Vin de Moride*. Le traitement local, indépendamment des inhalations à la *Poudre américaine*, ne peut être fait que par un médecin *spécialiste*. On doit savoir qu'une laryngite un peu longue peut être tuberculeuse ou syphilitique.

249. — LAVAGES D'ESTOMAC. Se pratiquent dans certaines maladies d'estomac pour retirer des résidus qui séjournent et fermentent, et dans les empoisonnements afin d'empêcher la diffusion du poison dans l'organisme. Le principe des lavages d'estomac est le suivant : on fait pénétrer un tube en caoutchouc dans l'estomac, on y adapte un récipient plein d'eau, et lorsque ce récipient est presque vide on l'abaisse rapidement le plus bas possible de façon à former siphon. L'eau ressort alors de l'estomac, avec les aliments, les liquides ou les poisons qui s'y trouvaient. L'appareil courant pour lavages de l'estomac est le tube Faucher que le médecin apprendra au malade ou à son entourage à manier.

280. — LAVEMENTS. Peuvent être pris avec l'irrigateur ou mieux encore avec le bock qui se nettoie plus facilement. On les divise en lavements simples, médicamenteux et nutritifs :

Lavements simples. Ont pour but de vider ou nettoyer l'intestin. Se prennent surtout tièdes, purs (eau bouillie) ou coupés de glycérine (1/4), d'eau de guimauve, de camomille, etc. La quantité d'eau nécessaire varie entre 200 à 800 grammes. La moyenne est d'un demi-litre.

Lavements médicamenteux. Servent à administrer des substances qui ne peuvent être tolérées par l'estomac. Tels sont : les purgatifs, les calmants, les soporifiques, etc. On doit délayer le médicament dans un peu d'eau (bouillie) — 80 à 100 gr. — à laquelle on ajoute 5 gouttes de *laudanum*, si le lavement ne peut être toléré et gardé pendant 15 à 30 minutes. Dans le cas d'inflammation d'intestin, donner un lavement de 150 gr. d'eau bouillie, dans laquelle on délaye une grande cuillerée d'amidon et on ajoute 10 à 15 gouttes de *laudanum de Sydenham ;* garder le lavement 10 à 15 minutes.

Lavements nutritifs. Se donnent quand l'estomac ne peut plus tolérer les aliments.

Formule :		
	Peptone.................	2 cuillerées à soupe.
	Jaune d'œuf............	n° 1.
	Chlorure de sodium.....	2 grammes.
	Bouillon...............	200 grammes.
	Laudanum de Sydenham.	V gouttes (cinq).

Ces lavements qui sont destinés à être gardés complètement, doivent être précédés d'un petit lavement simple à l'eau bouillie pour vider l'intestin.

281. — LEROY (Cigarettes Américaines et Poudre). A base de *Piper Cubeba* et *Grindelia Robusta.*

Contre l'asthme et les maladies des voies respiratoires (voir page 266).

252. — LOMBRIC (ou **Ascaride Lumbricoïde**). Ver parasite de l'intestin, ressemblant au ver de terre ou lombric qui mesure 10 à 30 centimètres de longueur. S'attrape en buvant des eaux non filtrées.

Traitement : 5 à 10 centigrammes de *santonine* par jour (suivant l'âge) ou 1 gramme de *semen-contra* pendant trois jours de suite.

253. — LOUCHERIE (ou **Strabisme**). Action de loucher. Guérison par une petite opération chirurgicale. Voir *un docteur oculiste.*

254. — LOUPE. (Voir *kyste*, § 246.)

255. — LUMBAGO (ou **Tour de Rein**). Douleur et courbature spéciale dans les reins, occasionnées par un effort ou par le froid. Peut durer plusieurs jours et faire croire à une maladie de reins.

Traitement : frictions à l'*alcool camphré*, au *baume de Fioraventi ;* massage, cataplasmes *laudanisés*.

256. — LUPUS. Tuberculose de la peau du visage.

Traitement : Scarifications, pointes de feu, application de caustiques et de *permanganate de potasse*, rayons X, etc.

257. — LUXATION. Déboîtement des os qui se trouvent ainsi placés en dehors de leurs articulations habituelles. On ne doit rien tenter sans le médecin, car on risquerait de blesser les artères, veines ou nerfs. Après réduction (remise en place), massage, douches, électricité. Lorsqu'à la suite d'une chute, on soupçonne qu'il y a luxation, il ne faut pas tarder à quérir le médecin ; car la réduction deviendra d'autant plus difficile qu'on attendra plus longtemps. Il pourrait se produire en effet de telles modifications dans l'articulation que toute tentative manuelle serait infructueuse, et que seule une opération serait susceptible de remettre en état.

258. — LYMPHATISME. Ou *tempérament lymphatique.* Etat de langueur qui peut se rencontrer à tous les âges, mais particulièrement dans la seconde enfance et qui est caractérisé par de l'anémie, de la pâleur des téguments, de l'engorgement modéré des glandes lymphatiques, de la faiblesse des muscles et de la constitution. Il prédispose à la scrofule et à la tuberculose, etc. On reconnaîtra fréquemment le tempérament lymphatique chez les jeunes enfants aux différents signes suivants. Les yeux sont le siège d'inflammations répétées; les oreilles laissent écouler des humeurs qui sont la plupart du temps causées par des polypes du conduit de l'oreille; le nez est atteint de coryza chronique avec rejet de matières compactes. De leur côté les dents se développent mal; enfin le cuir chevelu et la peau du visage peuvent se recouvrir de boutons et croûtes (gourme) qui augmentent sans cesse s'ils ne sont pas soignés, et peuvent amener des abcès des ganglions voisins (voir §§§ 1, 6, 209).

Traitement : prendre de l'huile de foie de morue ou mieux encore de l'*Algarine Nyrdahl ;* des préparations iodées *(Vin* ou *Sirop de Moride) ;* des *Pilules Ferro-mydlitiques de Moride* qui régénèrent le sang (page 282) ; des fortifiants (§ 188).

En dehors des médicaments, suivre une bonne hygiène : nourriture fortifiante, exercices en plein air et, si possible, vie au bord de la mer.

M

259. — MALAISES. Sans être absolument *malade*, on peut n'être pas en parfaite santé. Cet état intermédiaire porte le nom vague de *malaise*. Les actions organiques du corps ne s'exécutent pas normalement et cependant elles ne sont pas assez dérangées pour constituer une maladie caractérisée. Il y a un simple état de souffrance du corps.

Presque toutes les maladies débutent par des malaises. Dans certains cas, ceux-ci constituent toute la maladie. On s'en rend très bien compte au cours de certaines épidémies ; dans un même pays, dans une même famille, certains individus reviennent à la santé parfaite après avoir ressenti quelques malaises, alors que leurs voisins, leurs parents ont eu une maladie nettement caractérisée.

Lorsque l'agent provocateur des maladies (microbes, poisons) est en quantité ou en nombre insuffisants, le mal tourne court, l'organisme résiste et quelques symptômes peu marqués témoignent seuls de la légère atteinte dont les organes ont failli être victimes.

Tous les systèmes d'organes peuvent être atteints de malaises et c'est chez les neurasthéniques surtout que ceux-ci prennent une importance capitale. Les plus fréquents sont ceux qui atteignent l'appareil digestif et le système nerveux. Tout le monde a ressenti cet état spécial vague qui est l'indice d'une digestion pénible et il n'est personne qui n'ait eu au cours de son existence, à l'occasion d'une grande émotion une *lipothymie*, état dans lequel on perd subitement le mouvement, la respiration, et la circulation continuant encore, contrairement à ce qui a lieu dans la *syncope*. Les femmes sont plus sujettes que les hommes à cet état particulier et on sait l'efficacité dans ces cas de l'inhalation de *sels anglais*.

Des causes extérieures telles que les fortes chaleurs, les changements brusques de température et de pression atmosphérique, les vents très violents peuvent influer dans l'éclosion des maladies.

Il est impossible de donner un traitement unique s'appliquant à l'infinie variété des malaises. C'est surtout en rendant l'organisme résistant que l'on pourra les éviter et les surmonter plus facilement : à cet égard *l'ibogaïne Nyrdahl*, en supprimant la fatigue, sera le meilleur moyen à employer. De même les dames, parvenues à l'âge critique, et si sujettes à ce moment à des malaises, se trouveront bien de faire une cure à l'*Elixir de Virginie* qui leur fera traverser cette période si justement redoutée d'elles, sans qu'elles s'en aperçoivent.

260. — MAL DE POTT. Tuberculose des vertèbres. S'observe principalement chez les enfants rachitiques et scrofuleux. C'est une maladie grave et fort longue à guérir qui nécessite des soins multiples et incessants. Le médecin est absolument indispensable pour le traitement de cette affection; c'est lui qui commandera les appareils orthopédiques nécessaires et veillera à l'hygiène du jeune malade. La vie au bord de la mer est presqu'indispensable; cependant, en cas d'impossibilité absolue, on donnera des préparations iodées aux plantes marines, comme l'*Algarine* et le *Vin de Moride* (voir iode § 242 et pages 233, 269).

261. — MAL DE TÊTE. (Céphalée ou Céphalalgie). — Sous ce terme on désigne une série de sensations plus ou moins pénibles perçues dans la tête. Leur intensité est variable allant depuis les troubles vagues et légers jusqu'à la violente névralgie. C'est un signe d'une foule de maladies et on peut dire qu'il n'y a personne qui n'ait ressenti du mal de tête à un moment donné de son existence. La fatigue physique ou cérébrale en est une cause fréquente. C'est un signe des plus constants de la neurasthénie (§ 281) : dans ce cas particulier, le malade éprouve la sensation d'un casque occupant surtout la partie postérieure du crâne. Les maux de tête sont souvent liés à des troubles de l'estomac et de l'intestin. Aussi, la femme, si fréquemment constipée, a-t-elle souvent mal à la tête. La douleur prend parfois le caractère d'une névralgie. Il faut alors examiner soigneusement la bouche, car une dent cariée, même ignorée, peut être la cause provocatrice de cette douleur. Dans d'autres cas, c'est à une affection de l'œil que l'on a affaire. Si c'est une inflammation, il faudra la traiter ; si c'est un défaut de la vue, on le corrigera par des verres appropriés.

Lorsque le mal de tête persiste, lorsqu'il s'accompagne pendant quelque temps de tristesse et de changement de caractère et que simultanément il y a de la constipation et des vomissements, voir immédiatement le médecin car il faut craindre une méningite (§ 265).

Enfin il existe une variété de mal de tête qui porte le nom de *migraine* ou *hémicrânie*, qui occupe la moitié du crâne et s'accompagne d'embarras gastrique, avec manque d'appétit et vomissements. Cette affection peut durer quelques jours et revenir périodiquement chez certaines personnes, chez les arthritiques par exemple.

Etant donnée cette variété de causes, un même traitement ne peut uniformément être appliqué aux divers maux de tête. On s'efforcera d'abord de supprimer la cause probable (la constipation, par exemple); puis si le mal persiste on prendra 0,50 à 2 gr. par jour *d'antipyrine* en cachets ou mieux en solution dans de l'eau de Vichy. La *phénacétine* (0,50 cg. à 1 gr.) seule ou associée au *sulfonal* (0,50 à 1 gr.) agit également bien. Dans la plupart des cas un verre d'eau purgative pris le matin à jeun est un adjuvant utile du traitement précédent.

262. MASSAGE. — Le massage consiste en une série de mouvements et de manipulations exercées à l'aide des mains ou au moyen d'instruments spéciaux sur une région du corps. Cette pratique rend les plus grands services dans le traitement d'une foule de maladies; mais pour en obtenir les meilleurs résultats, une certaine expérience, une habitude acquise par une assez longue pratique sont souvent nécessaires, ainsi que quelques connaissances de l'anatomie.

C'est surtout dans les entorses ou foulures, les luxations ou déboîtements, les fractures, que le massage rend les services les plus remarquables. Les séances de massage doivent être dans ces cas quotidiennes et d'une durée de dix à quinze minutes.

Lorsque, par suite d'une immobilisation prolongée ou d'un engorgement inflammatoire ou sanguin, un muscle ou un membre entier s'est atrophié, le massage est un des meilleurs moyens à employer pour rendre à ces organes leur force et leur volume primitifs.

On peut distinguer les variétés de massage suivantes :

1° *L'effleurage* qui consiste à frotter doucement avec la paume de la main les parties malades en allant de la périphérie vers le centre.

2° *Le pétrissage* qui consiste à pétrir la région circulairement avec la paume de la main ou avec l'extrémité du pouce et des doigts.

3° *Le tapotement* qui consiste à flageller les parties malades, soit avec l'extrémité des doigts réunis ensemble, soit avec un petit marteau en caoutchouc, soit avec le bord cubital de la main.

4° Les mouvements imprimés aux articulations par le masseur (*mouvements passifs*) ou par le malade lui même (*mouvements actifs*).

Le massage doit être pratiqué avec des mains que l'on aura préablement lavées d'une façon soigneuse. On aura soin également de bien laver toute la région sur laquelle on doit opérer. Il faudra raser à l'avance les surfaces pourvues de poils afin d'éviter le développement de petits furoncles.

Avant de pratiquer le massage il est nécessaire d'enduire la peau d'un corps gras : vaseline, huile d'amandes douces, etc. On peut aussi le faire à sec en se servant de poudre d'amidon, ou de fécule de pommes de terre. Enfin il peut être employé seul ou associé à l'hydrothérapie (§ 225) et à l'électricité (§ 148).

263. — MATRICE. (Voir *grossesse, formation des jeunes filles, règles, retour d'âge, colique utérine, hémorragies.*)

264. — MAUX DE CŒUR. Les maux de cœur, dans lesquels d'ailleurs le cœur, organe central de la circulation, n'a rien à voir, sont plutôt des manifestations de l'estomac. En médecine on emploie préférablement le terme de *nausée* pour désigner la sensation spéciale qui précède les vomissements. Lorsque l'on a des maux de cœur on perçoit vaguement d'abord, nettement ensuite le spasme de l'estomac. Ce spasme peut rester incomplet ou insuffisant et ne se terminer que par le rejet de quelques mucosités, ou bien plus violent, évacuer une partie du contenu de l'estomac: c'est alors le vomissement. Les maux de cœur sont très fréquents: une digestion pénible, l'absorption d'une trop grande quantité d'aliments ou de boissons, surtout alcooliques, l'ingestion de certaines substances alimentaires ou médicamenteuses provoquent des maux de cœur.— C'est par ce symptôme que débute le mal de mer ; certaines personnes même peuvent l'éprouver en chemin de fer. L'influence nerveuse est très considérable sur la production des maux de cœur : la vue, l'odeur, l'idée même de certaines substances sont susceptibles de provoquer des nausées.

Mais à côté de ces causes banales, il y a des maladies dont les nausées sont un signe des plus fréquents: dans la péritonite, dans l'occlusion intestinale où elles sont accompagnées d'un état général spécial, avec constipation et vomissements verdâtres; dans la méningite, dans certaines maladies des reins (*néphrites*) et dans quelques maladies nerveuses (*ataxie locomotrice*, *hystérie*).

Enfin, au cours et dès le début de la grossesse, les femmes éprouvent souvent des nausées fort désagréables, suivies de vomissements incoercibles qui peuvent nécessiter l'accouchement prématuré, lorsqu'ils résistent à tout traitement et sont susceptibles d'entraîner la mort.

Traitement : Le meilleur procédé pour calmer les maux de cœur est souvent de provoquer par l'absorption d'eau tiède, ou de poudre d'*ipéca* (1 à 2 grammes) des vomissements qui expulseront les matières indigestes qui les causent. Dans d'autres cas on diminue les nausées en absorbant des boissons gazeuses et glacées, des préparations calmantes et anesthésiques (*opium*, *chloral*, *eau chloroformée*). Enfin en cas de persistance, on recherchera la cause et on la traitera.

265. — MÉNINGITE. Inflammation des méninges, membranes qui recouvrent le cerveau.

Elle peut dépendre de causes diverses ; coups ou chute sur la tête, érysipèle ou abcès de la face, pneumonie, fièvre typhoïde, etc. Quand on ne retrouve pas une de ces causes, on a le plus souvent affaire à une méningite tuberculeuse, surtout chez les enfants. Son évolution classique comporte trois périodes. Après avoir éprouvé des malaises, de la perte de l'appétit, de l'amaigrissement, de l'insomnie, l'enfant se plaint de la tête, vomit, est constipé et a de la fièvre. Dans une deuxième période, la fièvre diminue, il est somnolent et pousse parfois des cris tout particuliers. Enfin, la fièvre augmente de nouveau considérablement et alors surviennent des convulsions, de la paralysie, etc. Cette affection est toujours très grave, et il est nécessaire d'appeler le médecin quand on craint cette maladie.

266. — MENNORRAGIE. Abondance des règles qui fait croire à une métrorragie (voir *règles*, § 350).

267. — MENOPAUSE. *Age critique, retour d'âge.* (voir § 353).

268. — MENSTRUATION (voir *règles*, § 350).

269. — MÉTRITE. Inflammation de la matrice qui se traduit par des douleurs dans le bas ventre, des pertes jaunâtres ou sanguinolentes. Provient souvent de la blennorragie, d'un avortement ou même d'un accouchement ; on l'observe également pendant les périodes si critiques du retour d'âge (§ 353).

Traitement : injections antiseptiques bien chaudes, repos, soins spéciaux ; parfois petite opération (curetage). Pendant le retour d'âge, suivre l'hygiène et les conseils indiqués § 353.

270. — MÉTRORRAGIES. Hémorragies de matrice dues à une maladie de cet organe ou à sa congestion (voir § 93). On peut les observer pendant la puberté ou le retour d'âge (§ 187 et § 353).

Il faut les distinguer des mennorragies (§ 266), hémorragies qui surviennent au moment des époques, et qui ne sont que les règles exagérées ou prolongées.

Lorsqu'elles sont abondantes, il faut rester au lit, et prendre des injections d'eau bouillie très chaude, le plus chaud qu'il soit possible de la supporter (48° à 50°). Si, malgré ce traitement les hémorragies ne cessent pas, il faut faire venir le médecin qui pratiquera un tamponnement génital. Voir § 149.

271. — MICROBES. Etres infiniment petits qu'on ne voit qu'au microscope et qui sont la cause de presque toutes nos maladies. Les microbes appelés encore bacilles, vivent, s'alimentent, se multiplient très rapidement, et sécrètent des poisons nommés toxines. Il y a des microbes de toutes les formes ; il y en a également qui ont plus de force de vie que les autres, et amènent des maladies graves, comme ceux des maladies contagieuses (§ 99) et des grandes fièvres (§ 175). L'antisepsie (§ 24) a pour but de les détruire, de même que les sérums (§ 377).

272. — MIGRAINE. Mal de tête ou céphalée. Peut provenir de névralgies (§ 282), d'une fatigue, d'une mauvaise digestion (§ 234), d'un rhume, d'une maladie inflammatoire aiguë et fébrile, des règles (§ 330). Dans les cas simples, on améliore la migraine par le repos, l'*antipyrine* (0 gr. 50 à 1 gr.), la *quinine* (0,30). Suivre quelques jours le régime des dyspeptiques (§ 349). Lire le n° 261.

273. — **MORIDE** (Vin ou Sirop de). Aux plantes marines : préparations iodées. Voir *dépuratifs* (§ 129, § 142 et pages 253, 260).

274. — **MORVE**. Maladie fort grave des chevaux et des ânes; transmissible à l'homme. Consiste en lymphangite, adénites, phlegmons, éruptions pustuleuses, avec coryza ulcéreux, bronchite et fièvre.

275. — **MOUSTIQUES (Piqûres de)**. Dans les pays à climat tempéré comme la France, il est rare que les piqûres de moustiques soient dangereuses. On a bien démontré que les fièvres intermittentes ou des marais qui sévissent dans les pays chauds (§ 177) étaient propagées par les moustiques ; mais comme ces fièvres sont très rares dans nos contrées, les piqûres de ces insectes sont en général assez bénignes. Cependant il peut arriver que chez des enfants à peau délicate, plusieurs grosses piqûres irritées par les grattages fréquents, s'enveniment et gonflent. Il faut alors disposer de compresses antiseptiques, et quand les démangeaisons sont moins vives, appliquer du *Pellisédol*. Dans le midi de la France ou près des étangs, il est parfois nécessaire de garnir les lits de moustiquaires. Préventivement, fermer les fenêtres au coucher du soleil, faire brûler de la *Poudre américaine Leroy*, et ne jamais ouvrir les croisées quand il y a de la lumière à l'intérieur d'une pièce. S'humecter la figure et les mains avec de l'*eau de Cologne* et d'*eucalyptus* est un moyen efficace pour empêcher les moustiques de piquer.

276. — **MYÉLITE**. Inflammation de la moelle épinière dont les symptômes sont variés et consistent surtout en différentes sortes de paralysies. C'est une maladie grave pouvant être améliorée par les pointes de feu le long de la colonne vertébrale,

les ponctions lombaires et les *préparations iodées.* Lire le n° 242.

277. — MYOPIE. Caractérisée par la vue courte. Les personnes qui en sont atteintes sont obligées pour distinguer les objets de les rapprocher plus ou moins de leur œil. La myopie est causée par une trop grande puissance de la lentille ou cristallin ; lorsqu'elle n'est pas trop accentuée on peut la corriger par le port de verres spéciaux qu'il est imprudent de choisir au hasard comme on a l'habitude de le faire. Il est donc nécessaire de consulter un médecin oculiste. Lorsque la myopie est extrêmement forte, il est parfois indispensable de faire une petite opération pour éviter des conséquences fâcheuses telles que le décollement de la rétine.

La myopie varie par l'effet de l'âge ; elle peut diminuer et dans ce cas il y a lieu de changer les verres pour d'autres moins forts. Souvent les vieillards voient leur myopie remplacée par la presbytie qui est un défaut de la vue inverse. Les presbytes en effet voient plus facilement de loin que de près ; et chacun n'est pas sans avoir remarqué la distance à laquelle les personnes âgées lisent leur journal. Là encore il y a lieu de porter des verres spéciaux, afin de sauvegarder le sens de la vue.

N

278. — NÉPHRITE. Maladie des reins toujours grave, causée par le froid, un empoisonnement, des suites de fièvre (scarlatine, typhoïde). Les principaux symptômes sont : la présence de l'albumine (voir § 9) dans les urines, des douleurs de reins, de l'enflure des jambes, de la bouffissure de la face ; des sensations de froid et de chaud dans les membres, des fourmillements ; des troubles divers dans la vue et quelquefois une maladie de cœur. La néphrite peut ne durer que quelque temps, et disparaître complètement après un traitement rigoureusement appliqué. Dans certains cas elle peut au contraire passer à l'état chronique (brightisme) et amener de graves désordres dans l'organisme ; des complications fort graves peuvent se produire, notamment des accidents du côté du cœur.

Traitement : régime lacté intégral (2 à 4 litres de lait) ; suivre rigoureusement les prescriptions du médecin.

279. — NERFS (Attaques de). Peuvent être causées par le nervosisme, les névroses, l'hystérie et l'épilepsie. Voir ces différents mots.

Nerfs (Maladie des). Voir les mêmes articles que plus haut. Hygiène : hydrothérapie, vie calme, s'abstenir de café, thé, alcools. Faire des exercices physiques. D'une manière générale, quand on est excessivement nerveux, prendre des *bromures* (*potassium ou sodium*) 2 à 4 gr. par jour. Quand on manque de nerfs, prendre de l'*ibogaïne* (voir page 261).

280. — NERVOSISME. Etat d'une personne sujette aux névroses ou aux maladies de nerfs.

281. — NEURASTHÉNIE. C'est la grande maladie de toutes les personnes un peu nerveuses, qui vivent dans les villes, prennent peu d'exercices, sont sujettes aux émotions et chagrins, et travaillent beaucoup, surtout de l'esprit. La neurasthénie se manifeste par un manque de force complet de la plupart des organes. Le malade éprouve des douleurs de tête, occupant surtout le front et la nuque, affectant souvent la forme d'un casque ; des douleurs dans les reins, les côtés, le ventre, les membres ; des sensations de fatigue, d'impuissance et d'accablement. La nuit il a des insomnies, des rêvasseries, des cauchemars ; le matin, il ne peut se lever, il est brisé, épuisé par la fatigue. Le jour, il digère mal ; il a la langue blanche ; il est hypocondriaque et mélancolique. Ajoutons encore à ce tableau la perte ou, au contraire, l'exaltation du sens génésique, parfois la déviation et perversion de ce sens, des vertiges variés, délire des persécutions, manies diverses, idées fixes. Ces derniers symptômes sont graves et on ne les observe que chez les héréditaires et les dégénérés.

Le *traitement* de la neurasthénie est surtout moral : éviter les ennuis, vivre à la campagne, au grand air, se distraire, éviter les excès de toutes sortes, physiques et moraux. Pratiquer les sports sans se fatiguer : marche, bicyclette, équitation, etc. L'air de la mer est souvent trop vif, et il faut préférer la pleine campagne et les montagnes. En même temps, suivre une bonne hygiène (§ 226), un régime fortifiant ou, dans certains cas, le régime des dyspeptiques (§ 349). Comme médication interne, prendre 2 à 3 dragées d'*ibogaïne* (§ 229 et page 261) par jour, qui tonifient ou stimulent le système nerveux suivant les cas, des vins fortifiants comme le *Vin de Gourou*.

282. — NÉVRALGIE. Douleur qui provient d'une irritation ou de l'inflammation, d'un ou plusieurs nerfs. Une mauvaise dent peut amener des névralgies dentaires ou faciales ; une mauvaise digestion, des névralgies de l'estomac et de la tête ; le rhumatisme et l'arthritisme, des névralgies intercostales, etc., etc.

Traitement : S'efforcer de guérir la maladie qui cause les névralgies. Voici les remèdes qui les calment bien. *Antipyrine* (0 gr. 50 à 1 gr. 50), *Phénacétine* (0 gr. 50), *Opium* (extrait thébaïque : 0 gr. 10, *laudanum de Sydenham* 8 à 11 gouttes, *morphine :* 1 à 2 injections d'un demi-centigramme). *Salicylate de soude* (1 gr. à 6 gr.). Frictions à *l'alcool camphré, au baume de Fioraventi.* Cataplasmes *sinapisés* et mieux *laudanisés.* Siphonage au *chlorure de méthyle. Pointes de feu, etc.*

283. — NÉVROSES. Désignent un certain nombre de maladies sans fièvre qui frappent le système nerveux. Telles sont : la neurasthénie, l'atonie nerveuse, l'hystérie, la chorée ou danse de Saint-Guy, l'épilepsie. Ces dernières sont des névroses graves. Nous renvoyons pour le traitement de ces affections, aux différents paragraphes qui les concernent.

284. — NEZ (Maladies du). Voir coryza, ozène, polypes, épistaxis.

285. — NOMBRIL (ou Ombilic.) La chute spontanée du cordon ombilical quelques jours après la naissance, laisse à nu pendant un certain temps, une petite plaie qui peut être la porte d'entrée ouverte à l'inflammation d'où peuvent résulter diverses maladies que des soins de propreté et d'antisepsie éviteront le plus souvent. Tant que cette plaie ne sera pas cicatrisée, il faudra la recouvrir d'un pansement aseptique ouaté. Si des hémorragies se produisent dès la naissance, c'est que le cordon a été lié insuffisamment et que l'enfant respire mal, plus tard elles sont un signe d'inflammation.

Lorsque la région devient rouge et chaude c'est un érysipèle qui se déclare ; cette affection est fort grave chez le nouveau-né et elle entraîne très souvent la mort. — La plupart du temps la jaunisse des nouveaux-nés est occasionnée par une légère inflammation du nombril propagée au foie.

La plaie ombilicale peut tarder à se fermer ; une petite excroissance de chair (polype) persiste et entretient un léger suintement purulent. Consulter le médecin qui la coupera avec un fil et pansera ensuite.

Enfin le nombril est fréquemment le siège d'une petite hernie. Pour empêcher l'augmentation de cette hernie, le mieux est de maintenir un peu serré sur la région un tampon d'ouate assez épais et assez large. En général la guérison se fait spontanément dans les premiers mois de la vie.

286. — NOURRISSONS. Voir allaitement, biberons, ophtalmie, diarrhée infantile, sevrage, etc.

287. — NOYÉS (Soins aux). Etendre le noyé sur une table ou un lit, la tête penchée sur le côté. Pendant qu'on le déshabillera et qu'on le réchauffera à l'aide de vêtements secs, couvertures et bouteilles d'eau chaudes, lui désobstruer la bouche avec un linge et un bout de bois. Puis pratiquer la traction rythmée de la langue et la respiration artificielle qui sont expliquées à l'article asphyxie (§ 37) auquel nous renvoyons le lecteur.

O

288. — OBÉSITÉ. Embonpoint exagéré; état des personnes qui deviennent trop grosses et dont les tissus sont abondamment chargés de graisse. Pour se faire maigrir : dormir 6 à 7 heures. Au petit déjeuner du matin 1 tasse de thé avec une goutte de lait. A midi et à 7 heures manger à sa faim en suivant le régime des végétariens (§ 349). A 4 heures, une petite tasse de thé au lait. Le matin 2 heures d'exercices physiques; après-midi 2 heures (promenades, sports variés, etc.). Avant le dîner, hydrothérapie et massage. Conseil important : consulter son médecin 1 fois par semaine pendant ce traitement un peu sévère.

289. — ŒDÈME. Enflure d'une ou plusieurs parties du corps, due à l'hydropisie du tissu cellulaire qui se trouve sous la peau. Quand on appuye le doigt sur la peau œdématiée, celle-ci en conserve l'empreinte; et cela provient du manque de circulation du sang dans les muscles qui sont mous, sans consistance, et se laissent ainsi déprimer. Le malade ressent toujours des crampes et des fourmillements; les parties chargées d'œdème sont froides et souvent violacées. L'œdème peut être due à l'albuminurie (§ 9) ou à une phlébite. Dans ce dernier cas, lorsque le médecin permet de marcher un peu, il faut prendre de l'*Elixir de Virginie* qui rétablit le bon ordre dans la vitalité de l'économie générale.

290. — ŒIL (Maladies de l'). Voir : *Corps étrangers, ophtalmie, conjonctivite, cataracte, orgelet, yeux*, etc.

291. — ONGLE INCARNÉ. S'observe chez les personnes qui coupent leurs ongles de pieds comme ceux de la main, c'est-à-dire en rond, ou chez les élégants qui veulent faire fin pied. Les chairs peuvent alors s'enflammer, bourgeonner, et même suppurer. Dans ce dernier cas, lorsqu'il y a de l'humeur, prendre 2 fois par jour des bains de pieds chauds d'une demi-heure contenant une poignée d'*alun*, et voir le médecin qui fera une petite opération sans douleur. S'il n'y a pas suppuration, et seulement inflammation, glisser sous les bords coupants de l'ongle, un peu de charpie trempée dans un antiseptique (§ 25), et répéter la même opération 2 fois par jour de façon à isoler en quelques jours l'ongle des chairs.

Conclusion : les ongles des pieds doivent être toujours coupés en carré et les chaussures assez larges pour éviter la compression des chairs sur les ongles.

292. — OPHTALMIE. Inflammation des yeux, qui peut devenir purulente. Il importe de soigner cette maladie immédiatement, car elle peut faire perdre la vue du malade qui en est affecté. C'est pourquoi chez le nouveau-né, aussitôt après la ligature du cordon, on verse dans l'œil quelques gouttes de citron et mieux de *nitrate d'argent* (à 1 pour 100). En présence d'une ophtalmie déclarée, pratiquer des lavages et désinfections (avec une seringue en verre) avec les solutions suivantes : *permanganate de potasse* (0 gr. 30 par litre d'eau bouillie) ; *acide borique* (15 gr. par litre) ; *borate de soude* (1 par litre). Quérir le médecin, car dans certains cas, la vue peut être compromise.

293. — OPPRESSION. On dit qu'une personne a de l'oppression quand elle éprouve de la gêne à respirer. Obligés de rester assis dans leur lit, les malades oppressés sont anxieux, la bouche ouverte, les lèvres légèrement bleutées, les yeux injectés. Leur respiration est plus rapide, mais plus courte que normalement.

L'oppression accompagne souvent les maladies chroniques du cœur ou des poumons. Elle peut se rencontrer aussi dans certaines maladies aiguës et fébriles : il faut alors craindre une embolie, une péricardite, une pleurésie, de l'urémie, etc.

Traitement. Consulter le médecin qui traitera la cause. Saignée, sangsues ou ventouses scarifiées. Faire respirer de l'oxygène. *Sirop d'éther* ou injections sous-cutanées de *caféine.*

Dans les oppressions légères, faire respirer la fumée de la *Poudre américaine Leroy* ou fumer des *Cigarettes américaines Leroy.*

294. — ORCHITE. Inflammation des testicules. L'orchite peut s'observer à la suite d'un coup violent, d'une chute à califourchon, après ou pendant une blennorragie mal soignée (§ 52) ou encore pendant les oreillons (§ 296). La peau devient rouge, tuméfiée ; les testicules sont douloureux et enflés. L'orchite est une maladie grave et délicate à soigner, car elle peut engendrer la stérilité.

Traitement : rester étendu sans bouger, les bourses dans des compresses humides froides ; puis du 3e au 5e jour appliquer un pansement compressif ouaté. Boire abondamment du lait ; alimentation habituelle ; maintenir la régularité des selles par le *Tamar Indien Grillon.* Longtemps après la guérison, on devra porter un suspensoir assez large pour contenir de l'ouate hydrophile. Ne faire aucun excès pendant la convalescence.

295. — OREILLES (Maladies des). Voir corps

étrangers, § 105; otites, § 299. Contre les maux d'oreille, placer dans le conduit auditif des tampons d'ouate imbibés de *glycérine phéniquée*, de *baume tranquille* ou de *laudanum*.

296. — OREILLONS. Appelés encore *ourles, fièvre ourlienne.* Maladie fort contagieuse (au moment de l'apparition des oreillons), et épidémique, qui frappe les glandes salivaires et plus particulièrement la parotide. Les oreillons débutent par un peu de courbature et de fièvre, auxquels font suite un gonflement spécial — entre l'angle de la mâchoire et le devant de l'oreille, — qui peut gagner le cou et les tempes, avec difficulté pour parler et mâcher. Ordinairement le côté opposé se prend, et la figure du malade prend la forme d'une poire. Les oreillons durent de 8 à 20 jours, et ne sont pas graves par eux-mêmes ; mais ils peuvent se compliquer d'orchite, qui est souvent grave, parce qu'on la soigne mal (voir § 294), et de mammite ou inflammation des seins chez les jeunes filles. Très souvent ces complications entraînent à leur suite l'atrophie des organes ainsi frappés ; on conçoit donc l'importance capitale qu'il y a à les prévenir par un traitement approprié.

Traitement : repos à la chambre, diète semi-lactée; *antipyrine* (0 gr. 50 à 1 gr.). Contre l'orchite ourlienne pommade *à l'iodure de plomb ou de potassium* (10 pour 100) ; repos prolongé au lit avec port d'un suspensoir large et doublé de ouate. Maintenir le ventre libre par des petits purgatifs.

297. — OS (Maladies des). Indépendamment des lésions qui peuvent survenir aux os par le fait d'un choc, d'une blessure, d'un écrasement, etc., lésions dont les plus fréquentes sont les fractures, les os sont quelquefois le siège de maladies spéciales.

Lorsqu'une inflammation survient dans un os au

moment de la croissance ou dans l'adolescence, elle provoque des symptômes variables comme intensité, allant de la simple *fièvre de croissance* à la suppuration de l'os (ou *ostéomyélite*). Les conséquences en sont forcément variables. Dans la plus simple de ces formes, au bout de quelques jours, tout rentre dans l'ordre et l'enfant recouvre sa santé habituelle. Il n'en est pas de même dans l'ostéomyélite dont la durée peut être fort longue et qui nécessite parfois des opérations répétées.

La tuberculose et la syphilis n'épargnent pas plus les os que les autres organes ; elles provoquent fréquemment la carie ou nécrose des os, et lorsque dans la tuberculose, l'os est atteint au voisinage d'une articulation, comme c'est le cas le plus fréquent, l'affection prend le nom de *tumeur blanche*. (La coxalgie est la tumeur blanche de l'articulation de la hanche). Si la carie tuberculeuse est localisée à la colonne vertébrale, il se développe ce qu'on appelle un *Mal de Pott* (enfant bossu).

Le rachitisme si fréquent au cours de la première enfance entraîne des déformations caractéristiques de tout le système osseux. Les enfants ont leurs membres inférieurs arqués et le squelette bizarrement conformé, parfois dans sa totalité.

Enfin certains empoisonnements retentissent particulièrement sur les os, par exemple le phosphore Les ouvriers qui travaillent dans les fabriques d'allumettes sont fréquemment victimes de leur métier. Leurs os se carient (nécrose phosphorée).

Traitement. Lorsqu'un traitement local est nécessaire, et c'est le cas le plus fréquent, il faut s'adresser à un chirurgien qui seul est capable de l'entreprendre ; mais il faut toujours suivre un traitement général : le régime sera fortifiant (§ 349) ; on donnera du *phosphate de chaux* (0 gr. 25 à 2 gr.) et surtout des préparations iodées (voir *iode*, § 242). Parmi celles-ci, les plus efficaces et à la fois les plus agréables à prendre sont le *Vin de Moride* aux plantes marines. et l'*Algarine Nyrdahl* (voir pages 253, 260). Un séjour au bord de la mer, sur certaines plages dont la plus justement réputée est celle de Berck, produit des effets merveilleux dans les cas de tuberculose osseuse. Lorsqu'il existe des déformations rachitiques, le port d'appareils orthopédiques rend les plus grands services en corrigeant ces déformations et tout au moins en les empêchant de s'accentuer.

298. — OSTÉITE. Inflammation de l'os consécutivement à un coup, une plaie, une blessure, ou une maladie générale. Voir le paragraphe précédent.

299. — OTITE. Inflammation de l'oreille. Une douleur vive de cet organe, des élancements violents ou des bourdonnements insupportables sont des indices fréquents d'une otite commençante. Celle-ci peut être externe ou interne.

L'otite externe siège dans le conduit extérieur de l'oreille jusqu'au fond qui est fermé par la membrane du tympan.

On doit traiter cette variété d'otite comme toutes les inflammations externes : incision si le pus est collecté en un point, compresses bouillies chaudes et lavages de l'oreille avec des décoctions de substances émollientes et narcotiques, ou avec des liquides antiseptiques.

L'otite interne, beaucoup plus grave, est l'inflammation de toute la partie de l'oreille située derrière le tympan et les moyens cités plus haut sont quelquefois insuffisants pour enrayer la maladie. Plutôt que de laisser évoluer cette affection qui peut se compliquer de carie des os, d'abcès du cerveau, etc., il vaut mieux consulter de suite un médecin spécialiste.

Lorsque l'otite passe à l'état chronique, elle s'accompagne d'un écoulement jaunâtre purulent qu'on nomme otorrhée ; l'otite chronique est le plus souvent liée à une affection générale (scrofule, syphilis, herpétisme, etc.) contre laquelle le traitement doit être particulièrement dirigé (voyez ces mots.).

300. — OVAIRES. Dans certains cas, ils peuvent s'enflammer (à la suite d'une salpingite par exemple) ou être le siège d'une tumeur (kyste, fibrome). Il est alors nécessaire de pratiquer la laparotomie et l'ovariotomie (ablation des ovaires). La femme reste alors ordinairement stérile : elle ne peut plus avoir d'enfants. Lire l'article *retour d'âge*.

301. — OXYURES. Petits vers blanchâtres qui ont 5 à 10 millimètres de long, et qui habitent l'intestin grêle et la portion terminale de l'intestin ou rectum. Ce sont eux qui constituent l'espèce la plus fréquente chez les jeunes enfants, et qui occasionnent de terribles démangeaisons à l'anus, surtout au commencement de la nuit. Le plus souvent ces vers proviennent des aliments mal cuits, et de l'eau de boisson non bouillie.

Traitement : lavements à l'eau salée ; tenir les enfants très proprement et les laver plusieurs fois par jour. Médicaments vermifuges : *calomel* (0 gr. 05 à 0 gr. 15) ; *fleur de soufre* (0 gr. 75 à 1 gr.). Les biscuits ou chocolats à la *santonine*, au *semen contra* sont de bons remèdes ; mais leur emploi est souvent dangereux pour les enfants.

302. — OZÈNE (ou **Punaisie.**) Odeur fétide des narines. Causée soit par des polypes (§ 351), soit par l'inflammation chronique de la muqueuse pituitaire qui sécrète des humeurs putrides, soit par la carie des os du nez, due à la tuberculose où à la syphilis. Sauf dans ces deux derniers cas, l'ozène est surtout une variété de coryza chronique dont les sécrétions exhalent une odeur nauséabonde souvent très prononcée. Il s'accompagne d'ordinaire de sensation d'obstruction, de besoins fréquents de se moucher et d'enchifrènement ; mais ces symptômes peuvent manquer. Généralement l'ozène apparaît avant la puberté, plus souvent chez les filles que chez les garçons. Il faut savoir que les phénomènes de puanteur du nez qui caractérisent la maladie s'atténuent avec l'âge. Néanmoins cette maladie nécessite un long traitement, et l'odeur reparaît dès que les soins sont interrompus.

Traitement : irrigations dans le nez, avec du *permanganate de potasse* (à 1 pour 1.000), de l'*eau oxygénée* coupée de moitié, de l'*eau de goudron*. Les poudres indiquées contre le coryza (§ 106), et les *Cigarettes américaines Leroy* sont également très recommandables. Dans certains cas il y a lieu de cautériser les muqueuses pituitaires avec du nitrate d'argent à 5 % ou même avec un thermocautère. Les pulvérisations sulfureuses procurent également une grande amélioration. Enfin le traitement général ne doit pas être négligé ; les cures d'eaux sulfureuses (§ 142), le climat marin, l'hygiène, les fortifiants (§ 188) et les préparations iodées (*Vin de Floride* ou *Algarine*) donnent les meilleurs résultats, car l'ozène se manifeste plus spécialement chez les lymphatiques et les scrofuleux.

P

303. — PALPITATIONS. Les palpitations de cœur peuvent être la manifestation d'une maladie plus ou moins grave de cet organe. Les insuffisances et les rétrécissements (mitraux, aortiques, tricuspidiens, pulmonaires) les dilatations du cœur, l'hypertrophie, l'atonie cardiaque sont fréquemment accompagnées de palpitations. Très souvent, en pleine santé, on peut ressentir des palpitations qui proviennent de l'excitation du système nerveux, (nervosisme, neurasthénie, hystérie), ou qui sont dues à la faiblesse du sang (anémie, chlorose, lymphatisme), aux mauvaises digestions (par réflexes), au surmenage du cœur (grandes marches, course à perdre haleine) ou enfin à la mauvaise circulation du sang (formation des jeunes filles, époques mensuelles, retour d'âge).

Traitement. Voir les articles intéressant les personnes atteintes de palpitations (anémie, chlorose, règles, circulation du sang, etc.).

304. — PANARIS. Appelé *mal blanc*, *tourniole*, le panaris est l'inflammation du doigt — avec ou sans pus — causée par une écharde, une écorchure souvent invisible des chairs ou une petite plaie. Lorsqu'il y a de l'humeur dans les parties profondes, les douleurs sont parfois excessivement vives et peuvent être accompagnées de rougeur, de chaleur et de douleur, non seulement dans la main, mais dans tout le bras, avec des ganglions dans l'aisselle. Il importe de soigner au plus tôt le panaris pour éviter qu'il se transforme en phlegmon de la main ou du bras (voir *abcès*, § 1 ; *phlegmon*, § 322).

Panaris superficiel et bénin. — Tenir la main deux ou trois fois par jour pendant une demi-heure, dans de l'eau aussi chaude que possible dans laquelle on aura mis un antiseptique (§ 25). Le mal blanc peut alors percer, et la guérison apparaître rapidement si l'on a soin de faire des pansements antiseptiques (§ 305). Dans certains cas, il sera préférable de faire ouvrir le panaris par son docteur.

Panaris profond. — Si les douleurs sont très vives, prendre de même des bains 5 à 6 fois par jour, porter le bras en écharpe, et recourir au médecin qui pratiquera l'incision du mal, et évitera ainsi que le pus gagne les os et les parties molles de la main et du bras. Un panaris grave mal soigné, peut faire perdre une ou deux phalanges des doigts, surtout chez des lymphatiques, scrofuleux, anémiques, tuberculeux ou autres malades du sang. Dans ce cas c'est aux dépuratifs qu'il faut s'adresser et pour cela nous renvoyons à l'article 129.

305. — PANSEMENTS. Application méthodique sur des régions malades ou sur des plaies de diverses substances destinées à les modifier et à les mettre à l'abri des chocs et du contact de l'air. Le nombre de ces substances est considérable et la manière de les appliquer est des plus variées ; elle dépend d'ailleurs du siège du mal. Mais pour simplifier la question, nous ne parlerons que des deux principales variétés de pansements : humides et secs.

Pour préparer un pansement humide, on fait bouillir pendant vingt minutes au moins dans de l'eau boriquée des linges fins, usés ou de la tarlatane dégommée (gaze, mousseline) et pliée en plusieurs doubles. Puis laissant refroidir cette eau jusqu'à la température du corps (37°) on applique sur la peau ces compresses préalablement égouttées. On recouvre ensuite avec un morceau de taffetas gommé de dimensions légèrement supérieures à celles de la compresse et on maintient le tout par un bandage peu serré. Ce pansement devra être renouvelé toutes les douze heures au moins. Les pansements humides peuvent être aseptiques (eau bouillie) ou antiseptiques (trempés dans un antiseptique § 25).

Le pansement sec consiste dans l'application de linges stérilisés à l'étuve à 180° ou à l'autoclave à 120° (compresses aseptiques) ou de gaze additionnée de substances antiseptiques (gaze salolée, ou iodoformée, etc.). Ces compresses seront appliquées directement sur la peau, recouvertes d'une couche d'ouate hydrophile stérilisée et le tout sera maintenu par plusieurs tours d'une bande de toile ou de tarlatane.

306. — PARALYSIES. Peuvent être causées par la section des nerfs, par leur compression, leur destruction, leur inhibition, dues à des causes aussi différentes que nombreuses.

L'hémiplégie est la paralysie d'un seul côté du corps. *La paraplégie* est une paralysie qui affecte les deux jambes à la fois.

Nous ne pouvons indiquer ici de traitement, car les paralysies sont toujours excessivement graves.

307. — PARASITES. Animaux qui vivent sur l'homme, sur la peau, dans les cheveux, les vêtements, sous la peau, dans le tube digestif ou les autres organes. Exemples : poux, acares de la gale, vers intestinaux, etc. Se reporter aux articles en question.

308. — PEAU (Maladies de). Proviennent d'un vice du sang, et de certains microbes et parasites de la peau. Voir boutons, rougeurs, démangeaisons, dartres, eczéma, acné, couperose, psoriasis, pityriasis, teignes (trichophitie et sycosis), impetigo, gale, pelade, etc.

Traitement externe : bains de son ; application de *Pelliséol*, de pommade à l'*oxyde de zinc*, au *soufre*, au *goudron ;* de poudre de *talc* ou d'*amidon ;* de *lotions émollientes* (*sureau, racine d'aunée, guimauve*) ou *antiseptiques* (*sublimé, aseptol*).

Traitement interne : régime des dyspeptiques (§ 349) et dépuratifs (§ 129).

309. — PELADE. C'est une maladie de peau qui affecte plus particulièrement le cuir chevelu, la moustache et la barbe. En général, la pelade est contagieuse : néanmoins il existe des pelades d'origine nerveuse non contagieuses.

Symptômes : les cheveux tombent sur l'espace d'une pièce de 10, 20, 100 sous. Dans certains cas, le malade peut devenir entièrement chauve.

Traitement : brosser chaque plaque et son pourtour sur une étendue de 1 centimètre et savonner tous les jours la tête au goudron. Exciter la peau par des piqûres d'épingles (bouillies ou passées à la flamme d'une lampe à alcool), mais sans faire saigner. Appliquer ensuite du *Pelliséol* (§ 311) pendant la nuit et le matin du *sublimé* à 1 p. 1.000. Continuer le traitement 3 semaines ; repos 8 jours et reprise du traitement. Eviter les moyens de contagion : chapeaux, brosses à cheveux, objets de toilette, etc.

310. — PELLICULES. Desquammation de l'épiderme du cuir chevelu qui dépend de l'échauffement du sang et, probablement, de microbes spéciaux.

Traitement : régime des dyspeptiques : prendre un dépuratif (§ 120). Laver les cheveux avec une décoction de *bois de Panama* une fois par semaine, et pendant une semaine appliquer sur le cuir chevelu (avec un bout de bois sur lequel on roule un peu de coton) un mélange de *vaseline boriquée* et de *Pelliséol.*

311. — **PELLISÉOL.** Pommade antidermatique guérissant ou améliorant la plupart des maladies de peau : dartres, boutons, rougeurs, eczémas, acné, psoriasis, teignes, etc. (voir page 274).

312. — **PENDUS (Secours aux).** (Voir asphyxie, § 137).

313. — **PÉRICARDITE.** Inflammation du péricarde, sac membraneux qui entoure le cœur et permet son glissement à l'intérieur du thorax. On peut observer les péricardites à la suite d'une attaque de rhumatisme, d'un coup de froid, d'un choc violent. Les symptômes consistent en douleurs et palpitations. Le traitement ne peut être appliqué que par le médecin lui-même.

314. — **PÉRITOINE.** Enveloppe fibreuse lisse qui recouvre les intestins à la manière d'un sac de toile huilé, se moule sur eux exactement, et favorise leur roulement, et leur déplacement sur la paroi interne de l'abdomen. L'inflammation du péritoine est appelée péritonite (§ 315).

315.— **PÉRITONITE.** Inflammation du péritoine (§ 314) pouvant être causée par l'appendicite, la tuberculose, la hernie étranglée, les inflammations suppurées de la matrice et des ovaires, etc. C'est une maladie grave qui s'annonce par de la fièvre, des hoquets, des vomissements verts et bilieux, un pouls petit, rapide et filiforme, des violentes douleurs de ventre, de la constipation. En attendant le médecin, placer sur le ventre une vessie renfermant de la glace et donner une injection d'un demi-centigramme de *morphine.* La péritonite nécessite souvent une opération chirurgicale, la laparotomie.

Péritonite tuberculeuse. Appelée *carreau*. S'observe principalement chez les enfants ayant eu des parents tuberculeux. Elle est caractérisée par une augmentation de volume du ventre qui devient épais et dur avec amaigrissement du petit malade. Abandonnée à elle-même, la péritonite tuberculeuse guérit rarement; au contraire une laparotomie, avec lavages du péritoine à l'aide de sérums, amène le plus souvent la résolution de la maladie ou tout au moins une amélioration notable. Soigner ensuite le malade comme il est recommandé à l'article tuberculose.

316. — PERTES. Pertes blanches. Appelées encore *flueurs* ou *fleurs blanches, leucorrhée*. Apparaissent chez les femmes nerveuses, lymphatiques ou anémiques, sans causes bien définies ou au moment des règles (pendant la formation des jeunes filles ou pendant le retour d'âge), ou par suite d'une mauvaise circulation du sang. Elles irritent souvent les parties basses, et amènent des démangeaisons (prurit) et de la cuisson. Il importe donc avant tout de prendre des soins de propreté excessifs et de pratiquer des injections et lavages antiseptiques et astringents (solution de *tannin* et de *sous-nitrate de bismuth* à 1 p. 100). En même temps suivre une bonne hygiène et un régime fortifiant. A l'intérieur, les jeunes filles se trouveront bien d'un dépuratif (§ 129) ; lorsque les pertes dépendent de la menstruation, voir les articles (§§§ 187, 350, 353).

Pertes jaunes verdâtres. Tachent le linge en vert Ces pertes proviennent de la blennorragie. Voir § 52).

Pertes de sang. Voir mennorragie (§ 266), métrorragie (§ 270). Les pertes de sang qui ont lieu chez la femme en dehors des règles, principalement au moment du retour d'âge, sont soulagées ou guéries par l'*Elixir de Virginie*. Si les pertes de sang sont noires et fétides, il faut craindre une maladie grave et consulter son médecin.

317. — PESTE. Maladie des pays chauds, et surtout des Indes, qui consiste en bronchite, hémorragies diverses par la bouche, le nez, les urines ; en tumeurs suppurantes dans diverses régions, avec éruptions spéciales sur la peau. La peste est excessivement grave, et mortelle dans la moitié des cas ; de plus elle est extrêmement contagieuse.

Le *traitement* consiste dans l'injection de sérum *anti-pesteux*. Les mesures de quarantaine et de désinfection sont de rigueur.

318. — PETITE VÉROLE. Nom vulgaire de la variole et de la varicelle.

319. — PHARYNGITE. — Inflammation du pharynx ou arrière-bouche qui s'observe à la suite d'un chaud et froid, en même temps que l'angine ; c'est également un mal de gorge. Elle est fréquente chez les fumeurs et les orateurs.

Traitement : gargarismes émollients et antiseptiques (§ 198) ; fumer quelques *Cigarettes Leroy* (page 266).

320. — PHIMOSIS. (Voir *circoncision*, § 78.)

321. — PHLÉBITE. La phlébite est l'inflammation de la membrane interne des veines. Son existence, comme maladie primitive, est très contestable. Presque toujours, pour ne pas dire toujours, la phlébite aiguë est consécutive à un état général ou à un état infectieux et elle peut être considérée comme résultant de la localisation sur la paroi veineuse de l'élément infectieux. Elle est une des complications les plus graves des suites de couches; elle s'observe aussi fréquemment à la suite de la fièvre typhoïde, de la pneumonie infectieuse, de l'érysipèle, de la grippe, etc.

Nous n'avons pas à insister longuement sur les symptômes de la phlébite aiguë ; disons simplement que la maladie débute par un ou plusieurs frissons suivis d'une fièvre d'intensité variable, mais toujours assez forte; les malades se plaignent d'une vive douleur qui est d'abord localisée dans l'épaisseur du mollet, mais qui s'étend ensuite à toute la longueur du membre inférieur ; la jambe prend une coloration rosée ou rouge en même temps que la température locale s'élève de deux ou trois degrés; enfin il se fait assez rapidement un gonflement qui commence par le pied et les chevilles, mais qui gagne très vite la jambe et la cuisse ; ce gonflement peut être assez considérable pour que le membre malade présente un volume double de celui qui est sain.

Dans quelques circonstances, les deux membres inférieurs se prennent successivement et l'on observe sur chacun d'eux le même ensemble de symptômes.

La période aiguë proprement dite, caractérisée par la fièvre, a une durée variable suivant les cas, mais que l'on peut évaluer en moyenne à une dizaine de jours. Pendant toute cette période l'administration de *l'Elixir de Virginie* ne présenterait aucun avantage. Il s'agit ici, nous le répétons, d'un état infectieux dont l'évolution est, pour ainsi dire, réglée à l'avance, et sur lequel la médication vaso-constrictive, ne saurait avoir de prise ; elle doit céder la place aux préparations antiseptiques, *quinine, acide salicylique*, etc.

Mais à la suite de cette période, la maladie n'est pas terminée ; la chute de la fièvre indique que le processus inflammatoire est éteint ; mais ses conséquences sont encore présentes, c'est-à-dire l'oblitération du vaisseau et l'inertie de ses parois. Aussi voit-on persister l'œdème du membre inférieur.

L'oblitération de la veine est produite par la coagulation du sang qui est le résultat obligé de la phlébite aiguë. Les caillots sanguins restent mous pendant un certain temps et n'adhèrent que faiblement à la tunique interne de la veine : le moindre effort, le moindre mouvement inconsidéré peut les briser et les détacher ; une fois libres, ils sont emportés par le torrent circulatoire, jusque dans les cavités droites du cœur, et, de là, par l'artère pulmonaire, dans le poumon. C'est à ce terrible accident qu'on donne le nom d'embolie. La mort subite en est la conséquence habituelle. C'est pour éviter la formation de ces embolies qu'on fait garder le lit pendant six semaines aux personnes atteintes de phlébite et qu'on leur recommande de s'abstenir de tout mouvement des membres inférieurs. Au bout de ce laps de temps, les caillots sont devenus assez solides et assez adhérents, pour qu'on n'ait plus à craindre un pareil accident.

Traitement. La première période, avons-nous dit, la période fébrile, est justiciable de médications particulières, et ce n'est qu'après qu'elle est terminée que *l'Elixir de Virginie* peut intervenir utilement, soit douze ou quinze jours après le début de la maladie.

Répétons aussi que l'immobilité absolue est indispensable, sous peine d'accidents graves ou mortels. Cette période, qu'on peut appeler dangereuse, est évaluée à six semaines. Il y a donc un grand mois — du quinzième jour, fin de la période aiguë, au quarante-cinquième jour, fin de la période dangereuse, — qui peut être fort utilement employé pour un premier traitement. Celui-ci consistera à prendre tous les jours, après les deux grands repas, un verre d'*Elixir de Virginie*. Il y aura donc avantage à prolonger ce premier traitement jusqu'au jour où on permettra au malade de se lever pour la première fois, soit vingt-cinq ou trente jours.

Quand le gonflement du membre résiste à ce premier traitement, ce n'est pas une raison pour interdire au malade de quitter son lit, mais on doit ne lui permettre de marcher qu'à la condition que son membre soit muni d'un appareil compressif bien fait, bande de flanelle roulée ou bas élastique. Dans certains cas, il sera utile de pratiquer des massages sur les parties œdématiées : mais le moyen le plus sûr et le plus rapide d'obtenir une guérison définitive est encore l'usage de *l'Elixir de Virginie*.

Enfin, quand on se trouve en présence de malades chez lesquels la phlébite est terminée depuis plusieurs mois et qui présentent encore des œdèmes plus ou moins considérables (transformation éléphantiasique), il ne faut pas absolument désespérer du succès. *L'Elixir de Virginie* peut, en effet, amener des guérisons inespérées.

322. — PHLEGMON. Inflammation du tissu cellulo-graisseux qui se trouve sous la peau, consécutivement à une écorchure malpropre, (piqûre d'un instrument ayant touché de la viande morte), un anthrax. Le malade peut avoir des frissons, de la fièvre ; il ressent une douleur violente dans la partie qui s'est prise, et qui devient rouge, chaude, tuméfiée. Les ganglions qui se trouvent dans le voisinage du phlegmon gonflent à leur tour, et peuvent devenir douloureux.

Traitement : au début, bains chauds prolongés dans

une solution antiseptique (*sublimé*, *aseptol*). Ces bains seront au nombre de 6 par jour et d'une durée de trois quarts d'heure chacun ; on les réchauffera au fur et à mesure. La solution employée sera du *sublimé* à 1 p. 1.000 ou de l'*aseptol* à 1 p. 200. Entre les bains on frictionnera légèrement la partie malade avec de la pommade dite *Argent Nyrdahl*. Si le phlegmon n'avorte pas, le médecin sera obligé de faire une incision, et de placer un drain à l'intérieur des muscles ; autrement on risquerait de perdre le membre phlegmoneux. En même temps suivre un régime fortifiant (lorsqu'il n'y a pas de fièvre) et prendre un dépuratif (§ 129).

323. — PHTISIE. C'est une tuberculose avancée des poumons. Le malade a de la fièvre, des sueurs la nuit, quelquefois de la diarrhée; les crachats sont épais, fétides, jaunes, verdâtres. Souvent les phtisiques crachent le sang ; ils ont des hémoptysies (voir hémorragies, § 217). Les phtisiques ont un teint spécial, blafard et jaunâtre, terreux ; ils sont très amaigris, n'ont aucune force, et parfois les yeux sont brillants. Lire l'article tuberculose.

Traitement : pointes de feu ; médicaments expectorants et désinfectants : *Dragées de Ruizia* (au *boldo*, *à l'eucalyptus* et *à la créosote*). Injections de *cacodylate de soude*, d'eau de mer stérilisée. Vie dans un sanatorium, dans les régions élevées (montagnes, Suisse) ou dans le midi ; en tout cas à la campagne. Dormir la fenêtre ouverte, bien couvert, avec un poêle allumé maintenant une température de 10° dans la chambre. Dormir 10 heures. Ne pas se fatiguer. Faire des promenades fréquentes. Bien se nourrir : régime fortifiant, jus de viande, viande crue pulpée poudres de viandes (§ 333). Prendre de l'*Algarine* qui remplace l'*huile de foie de morue*.

324. — PICOTEMENTS DE LA GORGE. C'est l'indice d'inflammation légère de la gorge, et d'angine. Fréquents chez les fumeurs.

Traitement : gargarismes émollients (§ 197). *Cigarettes Leroy*, bonbons de réglisse, pastilles de *chlorate de potasse*, de *cocaïne*, *pectorales*.

325. — PIEDS (Sueurs fétides des). Voir *sueurs* (§ 384).

326. — PLAIES. Plaies par accidents. Ce sont les coupures, piqûres, brûlures (§ 61), coups de couteau, perforation des tissus par instruments tranchants, coups de feu, etc. Nous renvoyons aux articles blessures et hémorragies (§ 53 et § 217). D'une manière générale, appliquer un pansement antiseptique bien serré en attendant la venue du médecin. Voir également pansement antiseptique (§ 305). Une petite plaie non anfractueuse, propre, à bords nets, qui n'a pas déterminé d'hémorragie, peut guérir en quelques jours, sans suppurer. Après avoir mis 2 jours un pansement antiseptique humide, disposer un pansement sec à la *gaze phéniquée* ou simplement *stérilisée* sur la plaie qu'on aura recouverte d'une *poudre antiseptique* (*iodoforme*, *salol*, *tannin*).

Plaies par armes à feu : disposer un pansement antiseptique à la *gaze iodoformée* bien serré, et ne rien toucher sans le docteur.

Plaies à la suite de maladies : abcès non refermés, ulcères variqueux, fistules, etc. On emploie les *poudres antiseptiques : iodoforme*, *salol*, *tannin*, *thymol biodé*, *sous-gallate de bismuth*, *peroxyde de manganèse* ; on peut aussi de temps en temps badigeonner légèrement à la *teinture d'iode*. Si la plaie suppure, *pansements humides*, *antiseptiques*, *à l'eau oxygénée* ; *lavages et irrigations antiseptiques et astringentes*.

327. — PLAQUES MUQUEUSES. On nomme ainsi de petites plaques blanchâtres qui s'observent sur toutes les muqueuses (bouche, anus, organes génitaux) et qui constituent les accidents secondaires de la syphilis. Leur contagiosité dépasse tout ce qu'on peut imaginer et c'est par elles qu'on prend la syphilis (contacts malsains, verres à boire, objets particuliers appartenant aux syphilitiques, etc.). On doit brûler les plaques muqueuses au *nitrate d'argent* (pierre infernale) tous les deux jours et suivre le traitement indiqué à l'article syphilis.

328. — PLEURÉSIE. Maladie caractérisée par l'inflammation de la plèvre, et dont plusieurs grands symptômes sont analogues à ceux de la pneumonie : fièvre, point de côté, oppression. Mais la température n'atteint pas brusquement 40° le premier jour de son apparition comme dans la pneumonie. La pleurésie peut être accompagnée d'un épanchement d'eau dans la plèvre (300 gr. à 3 litres), de pus ou même de sang ; dans ce cas une ponction soulage beaucoup le malade. Il ne faut pas s'effrayer des ponctions qui sont absolument nécessaires, et d'ailleurs non douloureuses. La durée de cette maladie est très variable. Certaines pleurésies durent jusqu'à trois mois et plus; en moyenne il faut compter 5 à 6 semaines. On ne doit pas ignorer que la pleurésie prédispose à la tuberculose; il faudra donc observer une hygiène spéciale qui se trouve expliquée ici à l'article *tuberculose* (traitement). En tous cas, la plus grande prudence est nécessaire chez les anciens pleurétiques.

Traitement : au début *quinine* (0 gr. 60), *cataplasmes sinapisés;* régime lacté; *ponctions*, médication tonique (*Vin de Gouron*) et stimulante, *ibogaïne* (*Dragées Nyrdahl*). La pleurésie prédisposant à la tuberculose, il faudra suivre une bonne hygiène pendant la convalescence et lorsqu'on sera complètement remis, on suivra le régime fortifiant (§349), on prendra de l'*Algarine* (qui remplace l'*huile de foie de morue*) ou du *Vin de Moride* aux plantes marines.

329. — PNEUMONIE. Vulgairement appelée fluxion de poitrine, la pneumonie est l'inflammation des poumons. Elle débute par une forte fièvre (40°), avec frissons et claquements de dents, par un point de côté plus ou moins violent, par de l'oppression; le pouls est à 100-120. Deux jours après le malade expectore des crachats rouge-briques ou rouillés, ou marmelade d'abricots, très visqueux, collant au crachoir. Pendant la durée de la maladie l'appétit est nul, la langue blanche : le malade est constipé. Au bout de 8 jours quand la pneumonie est normale, la température descend brusquement de 40° à la normale, le malade a des sueurs profuses, et ses urines qui étaient foncées, sont augmentées de quantité et deviennent plus claires. Le malade entre alors en convalescence. La durée de la pneumonie est dans les cas les meilleurs de 15 jours; elle peut atteindre en tout 4 à 5 semaines, à moins de complications dont le pronostic est souvent grave. La pneumonie est dangereuse chez les vieillards; il en est fort peu qui y résistent, mais ils s'éteignent habituellement sans souffrir.

Traitement : ventouses scarifiées pour soulager le point de côté, ou ventouses sèches, cataplasmes sinapisés sur le poumon malade (en arrière ou en avant selon la prescription); *sulfate de quinine* 0 gr. 50 par jour; boissons alcooliques. Dans certains cas graves, *digitale*, *ibogaïne*, *piqûres d'éther* et *de caféine*.

330. — POIREAUX (ou Verrues). Voir § 428.

331. — POLYPES. Excroissances de chairs qui se

développent sur les membranes muqueuses : gorge, nez, etc., et qui portent aussi le nom de végétations (§ 422). Quand ils obstruent certaines cavités habituelles comme les fosses nasales et le pharynx, les polypes empêchent de respirer et par conséquent nuisent à la bonne santé. Chez les enfants en particulier, ils peuvent être cause de la débilité, de la scrofule, des rhumes, bronchites et maux d'oreilles. Dans ce cas les polypes qui reçoivent alors le nom de végétations adénoïdes, doivent être extraits par un chirurgien ou par un spécialiste de ces maladies.

Nous recommandons aux parents qui hésiteraient à faire opérer leurs enfants, de leur donner de l'*Algarine* qui remplace l'huile de foie de morue (voir § 129 et page 269).

332. — POUDRE AMÉRICAINE LEROY. Employée en inhalations contre l'asthme, et les maladies des voies respiratoires (voir page 268).

333. — POUDRES DE VIANDES. Constituent un des aliments les plus faciles à digérer en cas d'intolérance gastrique, de dyspepsies, de maladies d'intestin. On les emploie encore pour suralimenter les personnes ou les enfants faibles, anémiques n'ayant jamais faim, les tuberculeux, les phtisiques, les convalescents, et tous ceux qui veulent prendre la plus grande quantité d'aliments, sous le plus petit volume possible. *La Poudre de viande Moride* est une des mieux préparées (voir page 279).

334. — POULS. Produit par les battements du sang dans les artères, le pouls est très utile aux médecins pour les renseigner sur la nature et la marche des maladies. Normal le matin, un peu plus fort le soir, le pouls moyen est à 70 pulsations par minute.

335. — POUMONS (Maladies des). Voir pneumonie, pleurésie, fluxion de poitrine, tuberculose, phtisie, emphysème, asthme, etc.

336. — POUX. Constituent la maladie parasitaire dénommée phtiriase.

Poux de la tête. Chez les personnes ayant peu de cheveux, l'onguent gris coupé de moitié de vaseline ou le *Pellisćol* appliqué entre les cheveux aussi légèrement que possible tue les poux. Il faut user de l'onguent gris avec précaution pour éviter l'intoxication mercurielle et la salivation. Les dames qui ne veulent pas couper leurs cheveux emploieront la méthode suivante : prendre un linge imbibé de pétrole lampant *ininflammable (par crainte du feu !).* Le tordre de façon qu'il n'en reste que peu, et faire un casque avec ce linge pétrolé. Disposer autour de cette coiffure du taffetas gommé pour empêcher l'évaporation du pétrole, et mettre un bonnet par dessus. En général les poux sont tués en une nuit. Pour détruire les œufs ou lentes qui résistent au pétrole, passer plusieurs fois par jour dans les cheveux un peigne trempé dans du vinaigre. Prendre des bains généraux au savon tous les 2 jours.

Poux des vêtements : passer tout le linge à l'étuve, prendre des bains sulfureux tous les jours et changer de linge chaque fois.

Poux des aisselles, du pubis ou morpions : applications d'*onguent gris* coupé de moitié de vaseline et mieux encore de *Pelliséol* (gros comme 2 noisettes); lotions de *sublimé* d'abord, de vinaigre ensuite.

337. — PRURIT (ou Démangeaisons). Peut être causé par diverses maladies ou inflammations de la peau telles que gale, urticaire, dartres, etc. On calme les démangeaisons par des lotions émollientes, à *l'eau de guimauve*, à la *racine d'aunée*, des pansements humides, de la *poudre de talc* ou *d'amidon*, enfin par des pommades telles que le *Pelliséol* ou la formule suivante :

Menthol	1 gr. 50
Oxyde de zinc	2 gr 50
Glycérolé d'amidon	50 gr.

Traitement général : suivre le régime des dyspeptiques (§ 349), une bonne hygiène, et prendre un dépuratif (voir § 129).

338. — PSORIASIS. Maladie de peau toujours sérieuse et plus ou moins longue à guérir. Elle débute par la face, les coudes et les genoux, sous formes de nodules rougeâtres qui prennent bientôt l'aspect d'écailles squammeuses et blanches, et de taches de bougies. Lorsqu'on gratte ces lésions un peu fort, on en fait sourdre de petites gouttelettes de sang. Le psoriasis constitué peut envahir la presque totalité du corps.

Traitement : savonner les lésions au savon noir tous les 2 jours, et appliquer continuellement du *Pelliséol* pur ; 3 fois par semaine, prendre un bain de son ou d'amidon. Suivre en même temps à la lettre le régime des dyspeptiques indiqué § 349. Ne jamais boire d'alcool et prendre un bon dépuratif aux plantes marines (§ 129). Si le *Pelliséol* échouait au bout de plusieurs mois, il faudrait recourir aux remèdes classiques, mais sales, répugnants, et dangereux (*huile de cade, acides pyrogallique et chrysophanique, etc.*).

339. — PUSTULES. Petits boutons de la peau contenant du pus, qui s'observent dans plusieurs maladies, notamment dans la variole.

340. — PUBERTÉ (ou Nubilité). Formation des jeunes gens et jeunes filles. La puberté peut être accompagnée de désordres plus ou moins graves surtout chez les filles. Voir formation des jeunes filles (§ 187), règles (§ 352), croissance (§ 116), etc.

341. — PURGATIFS. Ils sont nécessaires à la santé, de temps à autre, pour empêcher les humeurs malsaines de se former dans notre organisme. Car le tube digestif sécrète toutes sortes de poisons qui vont intoxiquer les différents organes ; il a donc besoin d'être nettoyé plusieurs fois par an, surtout dans les grandes villes, où l'alimentation est lourde et indigeste, et où les exercices physiques sont à peu près négligés, pour ne pas dire inconnus.

DOSES. — Purgatifs pour les enfants : *huile de ricin :* 2 gr. par année. *Manne :* 5 à 10 gr. par année.

Purgatifs pour les adultes.

Formule d'une *limonade purgative :*

Sulfate de magnésie.......	15 à 50 gr.
Sulfate de soude..........	15 à 40 gr.
Citrate de soude..........	20 gr.
Sirop de limons...........	40 gr.
Eau.......................	quantité suffisante.

Aloès : 0 gr. 10 à 0 gr. 30. — *Cascara Sagrada :* 0 gr. 25 à 1 gr. — *Sené :* Poudre : 4 à 10 gr. — *Rhubarbe :* 0 gr. 50 à 5 gr. — *Calomel :* 0 gr. 10 à 0 gr. 30.

Citons encore les eaux purgatives : *Montmirail, Carabana, Rubina, Sedlitz, Hunyadi-Janos,* etc.

Enfin, nous recommandons le *Tamar Indien Grillon*, agréable bonbon au chocolat purgatif, à base de *tamarin*, fruit rafraîchissant et laxatif.

Emploi thérapeutique : les purgatifs et laxatifs sont employés dans la constipation, les dyspepsies, les entérites, et toutes maladies du tube digestif, certaines maladies du foie, les infections (maladies générales fébriles, fièvre, grippe) et la plupart des maladies avec fièvre, soit au début, soit à la fin (consulter le médecin)

Conseils généraux. — Nous recommandons de se purger le matin de bonne heure quand les médicaments sont liquides ou huileux ; quelle que soit la substance choisie, on doit se mettre à la diète pendant la journée du purgatif.

Lorsqu'on prend 30 gr. de *sulfate de soude* ou de *magnésie* délayés dans un verre d'eau, il est bon d'absorber une tasse de thé aussitôt après ; même recommandation pour les eaux minérales.

L'huile de ricin est le remède le plus doux pour l'intestin, mais le moins agréable au goût. Une demi à 1 cuillerée à café chez les enfants, 1 à 2 cuillerées à soupe chez l'adulte constituent les doses moyennes. Pour l'avaler sans difficulté, verser dans un verre à Madère du cassis, l'huile, puis du cassis, sans agiter.

Sous forme de pilules, on prend la *cascara, l'aloës* et la *rhubarbe ;* ces substances sont avalées le soir en se couchant et font effet le lendemain. Elles sont meilleures comme laxatifs que comme purgatifs, mais dans ce cas sont inférieures au *Tamar Indien Grillon.*

Enfin nous n'engageons pas les malades à se servir du *calomel* sans avis du docteur.

342. — PITYRIASIS. Ou *crasse parasitaire.* Maladie de peau causée par des parasites végétaux qui tachent la peau en jaune brun ou café au lait ; elle s'observe surtout à la poitrine et dans le dos et peut causer des démangeaisons violentes.

Traitement : application 2 fois par semaine de *teinture d'iode.* Le soir, frictions légères au *Pellisécol* sur les placards de pityriasis. L'usage d'un dépuratif (§ 120) peut donner les meilleurs résultats.

Q

343. — QUINTES DE TOUX. Voir asthme (§ 39), bronchites (§ 60), coqueluche (§ 103), emphysème (§ 152), corps étrangers (§ 105) ; maladies des bronches et des poumons. D'une manière générale on peut absorber dans les 24 heures la potion suivante qui est très efficace. (1 cuillerée à café toutes les heures.)

Sirop de morphine.............	30 gr.
Bromure de strontium..........	2 gr.
Eau de laurier-cerise...........	10 gr.
Eau de tilleul.....................	110 gr.

344. — QUINQUINAS. Ecorces de différentes plantes appelées Cinchonas. Les quinquinas (gris, rouge, jaune) contiennent un certain nombre de principes fébrifuges, dont le plus célèbre est la *quinine*. La poudre de quinquina est employée comme tonique et utilisée dans les maladies infectieuses et les convalescences (de 1 à 6 gr.). Associée à la *kola*, à la *coca*, au *fer*, et dissoute dans un vin généreux elle forme une excellente préparation qui se vend sous le nom de *Vin de Gourou* et qui est tout indiquée comme toni-nutritif, fébrifuge et reconstituant dans les états de faiblesse, les maladies des pays chauds et les convalescences (voir page 278). Quant à la *quinine* on l'emploie à la dose de 0 gr. 10 à 1 gr. et plus ; c'est un des meilleurs fébrifuges (§ 174) et son action dans les fièvres des pays chauds (§ 177) est absolument remarquable.

R

345. — RACHITISME. Maladie des os qui produit les enfants bossus, et bancals, avec les membres tordus. Elle est causée par une déminéralisation des os, c'est-à-dire par le manque de phosphates. On y remédie en faisant prendre aux enfants du *phosphate de chaux* (de 0 gr. 10 à 0 gr. 50), en leur faisant suivre une bonne hygiène (§ 226), en leur donnant matin et soir de l'*Algarine Nyrdahl* qui remplace l'huile de foie de morue et contient en plus des hyperphosphites.

Pour le *traitement local:* béquilles, appareils plâtrés, corsets, ceintures, gouttières. On ne peut rien faire sans un bon médecin qui suit attentivement les différentes phases du mal, et modifie ses prescriptions selon les circonstances.

346. — RAGE. Maladie surtout propre à la race canine, et transmissible à l'homme par la bave, par les morsures. Celles-ci sont plus graves aux mains et au visage, plus dangereuses également chez les nerveux et les alcooliques. La rage débute par de la tristesse, de l'insomnie, des cauchemars, une respiration entrecoupée. Puis la peur de l'eau ou hydrophobie apparaît ; le malade ne peut avaler ni solide, ni liquide ; la vue d'une boisson lui donne des crises de spasmes du larynx. Les convulsions apparaissent alors ; le malade, l'écume à la bouche, crache continuellement ; il hurle, et il est en proie à une agitation furieuse. Bientôt sa fièvre monte à 41°, 42° jusqu'à 43°, et la phase de paralysie fait suite à celle d'excitation. Le malade meurt par asphyxie ou par syncope.

Traitement. Quand on est mordu par un chien, il faut l'abattre et le faire examiner par un vétérinaire pour savoir s'il est enragé. De toutes façons cautériser la plaie au fer rouge et s'il y a doute sur la morsure, se diriger sur un Institut Pasteur (Paris ou province) où on inoculera du sérum *antirabique*.

347. — RATE (Engorgement de la). S'observe dans de nombreuses maladies infectieuses et surtout chez les personnes ayant séjourné aux colonies et ayant eu les fièvres. Dans ce cas il faut soigner le paludisme, c'est-à-dire prendre de la *quinine* (§ 177).

348.— REFROIDISSEMENTS. Il faut toujours les éviter car ils peuvent amener grippe, bronchites, fluxion de poitrine, albuminurie, etc. Si après un refroidissement on se sent mal à l'aise, et si l'on a de la fièvre et des frissons, se mettre au lit ; prendre : 0 gr. 25 *de sulfate de quinine*, 0 gr. 50 *d'antipyrine*, des tisanes chaudes, et se faire transpirer.

349. — REGIMES. Ce sont les différents modes d'alimentations. On peut distinguer six régimes principaux :

1° *Régime ordinaire.* — Tout est permis : c'est l'alimentation des personnes bien portantes. Voir § 13.

2° *Régime fortifiant et de suralimentation.* — Viandes saignantes, en nature ou pulpées, *Poudres de viande Moride* (filet de bœuf), poissons frais, œufs, lait et laitages, pâtes d'Italie, légumes et fruits cuits en compote. Confitures ; vins généreux (si bon estomac).

3° *Régime des dyspeptiques ou des malades de la peau.* — Viandes rôties ou grillées de préférence hachées, *Poudres de viande Moride*, œufs, purées de légumes cuits, compotes de fruits cuits, aliments très frais ; s'abstenir de poissons, crustacés, conserves, charcuteries, pâtés, pâtisseries, choux, carottes, truffes, tomates, oseille, fraises, fromages fermentés, fritures ; vins, alcools, thé et café. Boire du lait ou de l'eau bouillie et filtrée, et mieux encore une eau minérale (Vals, Pougues, Vichy). Prendre deux fois par semaine des bains tièdes d'amidon ou de son dans les maladies de la peau, des bains très chauds dans les maladies d'estomac.

4° *Régime végétarien.* — Lait, laitages, légumes et fruits, pâtes diverses, pain, fromages.

5° *Régime semi-lacté.* — Lait (1 litre 1/2), œufs, bouillons, lait de poule, *Poudres de viande Moride*, laitages.

6° *Régime lacté intégral.* — 2 litres 1/2 à 3 litres de lait et plus, pur ou coupé d'eau minérale.

350. — RÈGLES. Elles apparaissent au moment de la puberté entre 12 à 15 ans et même un peu plus tard pour disparaître complètement à l'âge critique entre 45 et 50 ans. Certaines femmes voient pendant 1 semaine par mois, d'autres 5 jours toutes les 3 semaines, mais la majorité, c'est-à-dire celles qui jouissent d'une bonne santé, ont chaque mois et très régulièrement un flot menstruel d'une durée de 2 à 3 jours.

Chacun sait que la suppression des règles signifie grossesse ; mais il est des cas où cette suppression n'est que l'indice d'un tempérament nerveux ou lymphatique : ce sera au médecin de la famille qu'incombera la mission délicate de rechercher chez la jeune fille le motif d'un arrêt brusque du sang.

Les règles peuvent être douloureuses et irrégulières. Elles s'observent alors surtout au moment de la puberté, et chez les jeunes filles ou femmes anémiques, lymphatiques, nerveuses, de faible constitution. Ces règles, qui ne se montrent qu'à des intervalles très irréguliers, sont précédées ou accompagnées de douleurs violentes dans le bas-ventre et les reins, et ces douleurs durent chaque fois 24 ou 48 heures. Ces accès douloureux se compliquent assez souvent de pesanteur de tête, de nausées et vomissements, et laissent après eux un état de fatigue qui ne disparaît que lentement.

Chez les grandes nerveuses et les hystériques, l'époque menstruelle peut engendrer le cortège d'accidents et de phénomènes qui se sont déjà montrés dans une crise nerveuse antérieure : mensonges, dissimulations, attaques de nerfs, mutisme, manies diverses, somnambulisme, délire de la persécution, mouvements inconscients, tics, contractions diverses, enrouement, paroles inconscientes, etc. Enfin chez ces mêmes malades les règles peuvent n'apparaître que très légèrement, ou sortir par le nez, la bouche, les yeux et les oreilles ; c'est ce qu'on appelle en terme médical les *hémorragies supplémentaires*.

Traitement : contre les règles douloureuses elles-mêmes, le repos au lit, les cataplasmes laudanisés (§ 67), les infusions chaudes, et en cas de douleurs trop violentes, une potion calmante à la *codéine* et au *chloral* sont indiqués. Mais on conçoit bien que pour régulariser le flot menstruel, c'est au système circulatoire qu'il faut s'attaquer. Dans cet ordre d'idée nous conseillons vivement l'*Elixir de Virginie*, préparation classique, contre ces sortes d'affection ; cet élixir prévient les accidents de formation des jeunes filles (§ 187) régularise les époques dans le cas de dysménorrhée (règles douloureuses et irrégulières), et c'est également le meilleur médicament qu'on puisse administrer dans le retour d'âge (§ 353). (Voir § 167 et page 244) (Voir également les § 88, 187, 217, 267, 270.)

381. — REINS (Maladies des). (Voir albuminurie § 9, néphrite § 278, lumbago § 255.)

382. — RÉTENTION D'URINE. Impossibilité d'uriner. S'observe chez les personnes ayant du rétrécissement de l'urèthre, de la prostatite, de la cystite; dans les maladies nerveuses; à la suite d'une opération chirurgicale, d'une frayeur; chez les femmes en couches ou après l'accouchement; chez les vieillards.

Traitement : consiste d'abord à vider la vessie au moyen d'une petite sonde spéciale en caoutchouc ou en gomme, qui doit être stérilisée chaque fois qu'elle a servi, pour ne pas infecter la vessie. Le médecin soignera ensuite la maladie qui en est la cause.

383.— RETOUR D'AGE. Toutes les femmes savent ce que l'on entend par *âge critique*, *retour d'âge*, ou de son nom scientifique, *ménopause*. Il n'y en a pas une qui ne redoute les approches de cette crise : quelques-unes par simple coquetterie ; d'autres — et c'est le plus grand nombre — à cause des accidents formidables qu'elles craignent de voir accompagner ce trouble fonctionnel. Qu'il nous soit permis de dire tout de suite que ces appréhensions relatives à la santé sont habituellement exagérées ; les accidents très variés en effet, qui peuvent se présenter à ce moment de la vie, ont été grossis comme à plaisir ; si certaines femmes deviennent sérieusement malades à l'occasion du retour d'âge, quelques-unes franchissent cette étape sans difficultés et sans souffrances, et la plupart en sont quittes pour quelques affections sans gravité.

Etudions aussi brièvement que possible les accidents du retour d'âge. Nous les diviserons en quatre grandes classes : 1° Accidents de l'appareil génito-urinaire ; 2° Accidents de l'appareil digestif ; 3° Accidents de l'appareil circulatoire ; 4° Accidents de l'appareil nerveux.

1° Accidents de l'appareil génito-urinaire. — En tête des accidents de cette catégorie se placent les *hémorragies* de matrice. Ces hémorragies constituent, en effet, l'accident le plus ordinaire, nous dirions presque le plus banal, du retour d'âge ; elles ont pour conséquence naturelle l'*anémie* avec tout le cortège de maux que celle-ci engendre (faiblesses, pertes de connaissance, syncopes, névralgies, douleurs de tête, vertiges, palpitations, essoufflements).

Un autre accident presque aussi fréquent que l'hémorragie est la *leucorrhée* : c'est le nom scientifique de ce symptôme qui est connu de tout le monde sous le nom de *pertes blanches*. Les pertes blanches sont constantes ou périodiques ; dans ce dernier cas, elles se montrent habituellement au moment où doivent avoir lieu les règles, et elles paraissent alors les remplacer.

Quand la leucorrhée est constante, ce qui est très fréquent, elle est généralement liée à l'existence d'une *métrite* qui peut exister depuis plus ou moins longtemps, mais peut aussi se développer sous l'influence de l'âge critique. Ou bien encore, elle est sous la dépendance de l'anémie, comme ces pertes blanches qu'on observe chez des jeunes filles, ou même chez des femmes adultes, en dehors de toute affection inflammatoire de l'utérus.

Les pertes blanches sont quelquefois d'une abondance excessive et il peut en résulter une grande irritation des régions voisines se traduisant par de la rougeur de la peau et par des sensations très pénibles de cuisson, de démangeaisons, etc. Souvent aussi elles déterminent, surtout quand elles sont constantes, une grande fatigue, un état de langueur très rebelle, des douleurs et des tiraillements d'estomac, etc.

Nous venons de parler des *démangeaisons* qui proviennent de l'irritation de la peau par les pertes blanches. Mais, même sans présenter aucun écoulement, un certain nombre de femmes souffrent, à partir de leur retour d'âge, de sensations prurigineuses extrêmement désagréables et énervantes, qui troublent le sommeil et résistent à tous les calmants. Ces démangeaisons sont souvent localisées aux parties basses ; mais elles peuvent s'étendre et affecter la forme d'un *prurigo généralisé*. Les malades sont obligés de se gratter jour et nuit et il ne tarde pas à se produire sur la peau de véritables lésions (diverses formes d'*eczéma*, *lichen*, etc.), qui donnent lieu trop souvent à de fâcheuses erreurs de diagnostic et à des erreurs de traitement plus regrettables encore.

Nous n'insisterons pas ici sur les déplacements de la matrice que quelques chirurgiens ont considérés à tort comme pouvant être sous la dépendance de l'âge critique. Les *rétroversions* et *antéversions*, les *flexions* et les *descentes de matrice* sont des infirmités qui, presque toujours, résultent d'accouchements mal faits ou de suites de couches mauvaises. Tout ce que l'on peut dire, c'est que les malaises et les douleurs occasionnés par ces déplacements se trouvent quelquefois aggravés au moment du retour d'âge, par les conditions irrégulières dont les organes déplacés deviennent le siège.

Il y a deux maladies fort importantes dont les relations avec le retour d'âge méritent d'être examinées de plus près : nous voulons parler des *corps fibreux* et du *cancer de l'utérus*.

On sait aujourd'hui que les corps fibreux de l'utérus (*fibrômes, tumeurs fibreuses*) ne prennent jamais naissance après l'âge critique, et que ceux qui existent à ce moment-là présentent ordinairement une tendance manifeste à diminuer de volume et à s'atrophier. Voilà donc une maladie sur laquelle la ménopause exerce une action favorable. Il faut ajouter que, dans quelques cas, les corps fibreux constituent réellement une complication de l'âge critique, à cause des formidables hémorragies qui peuvent se produire dans les quelques mois qui précèdent la disparition des règles.

Pour ce qui est du *cancer de la matrice*, il en va tout autrement. Bien que quelques médecins aient prétendu que l'âge critique n'était pour rien dans l'éclosion de cette maladie, il n'en est pas moins vrai qu'elle se montre le plus habituellement soit pendant la période critique, soit dans les quelques années qui suivent cette période. Cela est même la règle chez les personnes qui sont prédisposées héréditairement à cette cruelle affection.

Il en est de même du *cancer du sein*, dont l'apparition coïncide presque toujours avec l'âge critique ou qui, s'il existait antérieurement, s'en trouve sérieusement aggravé.

Pour en finir avec les accidents de l'appareil génito-urinaire, disons qu'un certain nombre de femmes éprouvent, au moment de l'âge critique, quelques difficultés d'uriner, des douleurs ou des sensations désagréables pendant l'émission de l'urine : quelques-unes même présentent des *rétentions* ou des *incontinences*. Il va sans dire qu'avant de rattacher au retour d'âge des troubles fonctionnels aussi importants, le médecin devra toujours s'assurer, par un examen local très minutieux, qu'ils ne sont pas sous la dépendance d'une lésion matérielle des voies urinaires ou des organes voisins.

L'*albuminurie*, le *diabète sucré* ou le *diabète insipide* sont des affections très fréquentes et qui peuvent se développer indifféremment dans les deux sexes et à tous les âges. Ce ne sera donc pas une raison parce qu'une de ces maladies se sera présentée chez une femme, entre 40 et 50 ans, pour penser qu'il s'agit simplement d'un accident critique. Cependant il faut savoir que toute maladie, même la plus banale, peut se trouver influencée d'une manière défavorable par la ménopause, et inversement, qu'elle peut être améliorée par des traitements auxquels on n'aurait pas pensé d'abord.

2° Accidents de l'appareil digestif. — Les troubles de la fonction digestive qui peuvent se présenter au moment du retour d'âge sont infiniment variés et il nous serait impossible de les décrire en détail; force nous est donc de nous en tenir à quelques indications sommaires.

L'appétit est quelquefois nul, plus souvent irrégulier et capricieux ; certaines femmes présentent de véritables perversions de l'appétit et manifestent un goût prononcé pour le vinaigre, pour les aliments fortement épicés, pour les liqueurs fortes ou même pour des substances qui n'ont rien d'alimentaire ; il en est aussi chez lesquelles des périodes d'inappétence absolue alternent avec des périodes d'appétit vorace.

Ces troubles de l'appétit peuvent coïncider avec des digestions à peu près régulières, mais il est bien rare qu'il en soit ainsi ; toutes les formes de *dyspepsies* peuvent, d'ailleurs, être observées : digestions pénibles, lentes, douloureuses ; émission de gaz après les repas ; plénitude de l'estomac et ballonnement obligeant à desserrer les vêtements ; sensations douloureuses au creux de l'estomac, soit à jeun, soit après manger ; acidités et brûlures de la gorge ; borborygmes bruyants ; dilatation de l'estomac ; vomissements glaireux et muqueux au réveil ; quelquefois vomissements alimentaires, dans la journée ; plus rarement enfin vomissements de sang dont l'abondance est, dans certains cas, considérable, et qui peuvent faire croire à l'existence d'une lésion grave (ulcère rond, cancer de l'estomac).

La *constipation* est, pour ainsi dire, de règle dans les années qui précèdent la crise et dans celles qui la suivent. Cette constipation, qui est opiniâtre et devient un véritable tourment, est interrompue de temps à autre par des débâcles, avec ou sans expulsion de lambeaux filamenteux, blanc-grisâtre, analogues à des fragments de ver solitaire : ces garde-robes spéciales caractérisent la *colite muco-membraneuse*, affection qui est assez commune dans ces circonstances.

Il est beaucoup plus rare d'observer de la *diarrhée* ; cependant nous l'avons notée dans un certain nombre de cas ; il s'agissait presque toujours de diarrhées bilieuses en rapport avec des troubles de la fonction du foie.

Le *foie* est, en effet, très souvent atteint dans la période critique et il n'y a pas lieu d'en être surpris quand on songe aux relations étroites qui existent entre le système circulatoire de cette glande et celui des autres organes de l'abdomen et du bassin ; la lésion la plus commune est la congestion du foie ; cette affection se manifeste par un gonflement plus ou moins considérable de cet organe, avec une sensation de pesanteur ou même de véritables douleurs dans le côté du ventre, sous les dernières côtes ; en pareil cas, la bouche est amère, les digestions deviennent encore plus mauvaises, et il est bien rare que la peau et les yeux ne présentent pas une couleur jaune plus ou moins prononcée.

C'est aussi dans cette période de la vie que les femmes sont le plus souvent atteintes de *coliques hépatiques*. Elles se révèlent par des crises de douleurs extrêmement violentes, accompagnées de vomissements bilieux et suivies souvent de jaunisse.

Enfin nous mentionnerons ici les *hémorroïdes* parce qu'elles apparaissent souvent au moment du retour d'âge chez les femmes qui n'en avaient pas souffert jusqu'alors. Pour tout ce qui concerne cette affection, nous renvoyons à l'article qui lui est spécialement consacré (§ 218).

Tous les troubles digestifs que nous venons de passer rapidement en revue ont pour conséquence logique l'*amaigrissement*; et cependant il n'est pas rare d'observer au contraire une tendance à l'augmentation de l'*embonpoint*. En tous cas, c'est presque toujours à ce moment-là que les femmes commencent à engraisser quand elles sont héréditairement prédisposées à l'*obésité*.

3° Accidents de l'appareil circulatoire. — Dans les familles où il existe héréditairement des *maladies du cœur*, c'est souvent à l'époque du retour d'âge que se manifestent les premiers symptômes des affections cardiaques : palpitations, essoufflements, impossibilité de courir, de monter des escaliers, irrégularités du pouls, etc. Mais il ne faut pas croire que chaque fois que ces symptômes apparaissent, il existe une maladie organique du cœur. Il ne s'agit souvent que de simples troubles fonctionnels, de perturbations nerveuses, dont les effets disparaissent quand la ménopause est définitivement établie.

Les *hémorragies* sont fréquentes à cette époque de

la vie. Nous ne faisons pas allusion ici aux hémorragies de matrice dont il a été suffisamment parlé, mais aux pertes de sang qui peuvent se produire par toutes les voies : saignements de nez, crachements et vomissements de sang, garde-robes et urines sanglantes, hémorragies de la peau (pétéchies et purpura), etc. Ces pertes de sang se montrent quelquefois d'une manière périodique, aux époques des règles, et c'est pour cela qu'on les a considérées comme des *hémorragies supplémentaires ou complémentaires.*

Les *varices*, les *hémorroïdes*, qui ne sont que des varices des veines intestinales, se développent souvent dans l'âge critique, quand elles n'existaient pas déjà.

Du côté des vaisseaux capillaires, il peut se produire aussi des *dilatations* et des *varicosités* ; ces affections occupent les membres ou la face ; dans ce dernier cas, on peut observer un état particulier de la peau, qui constitue une des variétés de la *couperose*, qui détruit la beauté et fait le désespoir des malheureuses femmes qui en sont atteintes.

Le même état de la circulation existe dans la profondeur des organes, notamment dans le cerveau, et se révèle par des troubles fonctionnels variés : signes d'*anémie cérébrale*, — maux de tête, vertiges au réveil et dans le passage de la station couchée à la station assise ou debout, tendances à la syncope, etc., — ou, au contraire, signes de *congestion cérébrale*, — sensations de plénitude et de lourdeur de la tête, douleurs constrictives ou en coup de marteau, bouffées de chaleur avec rougeur de la face, vertiges et tournoiements de tête, surtout quand on se baisse, quand on se couche ; inaptitude aux travaux intellectuels, etc.

4° Accidents de l'appareil nerveux. — Beaucoup des accidents que nous avons déjà passés en revue, et qui frappent les appareils génital, urinaire, digestif, circulatoire..., sont simplement d'ordre névropathique ; ce qui le prouve « *a priori* », c'est qu'ils apparaissent et disparaissent avec une égale brusquerie, évoluent d'une manière irrégulière, sont influencés par les émotions morales de toutes sortes, toutes choses qui seraient difficilement applicables si ces accidents étaient liés à l'existence de véritables lésions organiques. Mais indépendamment de ces troubles viscéraux, le système nerveux laisse deviner sa souffrance propre par toute une série de symptômes spéciaux, sur la signification desquels il est impossible de se méprendre.

Les poussées congestives que nous avons vues se produire vers la tête à l'occasion du retour d'âge, peuvent, lorsqu'elles se répètent souvent ou qu'elles acquièrent une certaine intensité, amener la rupture de quelque vaisseau sanguin du cerveau et déterminer l'hémorragie cérébrale (*coup de sang, apoplexie*). Tout le monde sait l'extrême gravité de cette affection qui, quand elle ne tue pas sur le coup, laisse une paralysie — le plus souvent incurable — de toute une moitié du corps.

Migraines. — Beaucoup de femmes sujettes à la migraine voient cette pénible affection s'atténuer et disparaître au moment du retour d'âge ; c'est un nouvel exemple de l'action favorable que peut avoir la ménopause sur certains états morbides. Mais, quelques personnes au contraire, voient à cette période leurs migraines s'aggraver, en ce sens que les accès deviennent plus fréquents, qu'ils durent deux ou trois jours au lieu de ne durer que vingt-quatre heures, qu'ils s'accompagnent de nausées et de vomissements abondants, au lieu de n'être constitués, comme autrefois, que par le mal de tête. Enfin il est certaines femmes chez lesquelles la migraine semble attendre l'âge critique pour faire son apparition, et qui sont appelées à en souffrir jusqu'à la fin de leur vie.

Névralgies. — On peut observer toutes les névralgies au moment et à l'occasion du retour d'âge; les plus communes sont les névralgies faciales, intercostales, sciatiques, iléo-lombaires, ovariennes. Ces dernières sont peut-être les plus remarquables par leur violence, par leur longue durée, par la résistance qu'elles opposent à tous les efforts de la médication calmante. Que de femmes se sont soumises aux opérations les plus redoutables, pour se débarrasser des atroces douleurs qu'elles éprouvent dans un côté du ventre! Que de laparotomies, que d'ovariotomies, que d'hystérectomies ont été faites uniquement pour remédier à une névralgie! Et notez que ces graves mutilations ne mettent pas à l'abri des récidives et ne donnent, le plus souvent, qu'une accalmie passagère. Cela prouve que ces névralgies sont de cause centrale, qu'elles sont sous la dépendance d'un trouble nerveux beaucoup plus général, de cette maladie connue autrefois sous le nom de faiblesse irritable, de névropathie cérébro-cardiaque, et mieux décrite aujourd'hui sous le nom de *neurasthénie* (voir § 281).

Névroses. — L'*épilepsie* ne subit d'ordinaire, du fait du retour d'âge, aucune modification favorable ou défavorable.

L'*hystérie* est quelquefois momentanément aggravée, mais c'est pour diminuer ensuite d'intensité; il est assez rare, en tous cas, qu'elle profite de ce moment pour faire sa première apparition. Il n'en est pas de même de la *neurasthénie* (surmenage nerveux), pour le développement de laquelle l'âge critique semble constituer une circonstance de choix.

Traitement des divers accidents du retour d'âge. — Aux approches de l'âge critique, les femmes doivent éviter avec soin toutes les causes de fatigue et de surmenage ; elles doivent faire un exercice régulier, consistant en promenades au grand air, mais il leur faut renoncer aux veilles indéfiniment prolongées, aux sports excessifs, etc. Elles assureront la liberté du ventre, non pas à l'aide de purgatifs ou de laxatifs dont l'usage indéfiniment prolongé finit par produire une irrémédiable paresse de l'intestin, mais en recourant à certains aliments tels que les légumes herbacés, fruits cuits, etc., en faisant pratiquer sur l'abdomen des frictions et des massages méthodiques, enfin en prenant fréquemment (deux fois par semaine au moins) de grands bains tièdes d'une demi-heure de durée, additionnés de 2 kilogrammes de *son* et de 2 à 300 grammes de *sous-carbonate de soude*.

Mais l'hygiène ne suffit pas pour préserver les femmes des nombreux accidents que nous venons d'énumérer. Il faut encore s'adresser à la thérapeutique moderne et choisir des médicaments sérieux, susceptibles de régulariser la circulation générale. A ce titre il y a lieu de citer l'*Elixir de Virginie* qui a réalisé un progrès considérable, et qui a été immédiatement accepté par tous les médecins comme le seul remède qu'on puisse logiquement appliquer à ces cas. Il purifie le sang en le débarrassant de ses principes nuisibles ; il fortifie la tonique musculaire des vaisseaux, et rend à ces organes toute leur puissance de contraction, ce qui leur permet de maintenir l'équilibre circulatoire et de lutter efficacement contre les tensions exagérées qui résultent de l'excès du sang. En résumé cet *Elixir de Virginie* est le seul médicament convenable que l'on puisse diriger contre les accidents du retour d'âge.

354. — **RÉTRÉCISSEMENTS.** *Rétrécissements de l'urèthre :* ce sont les plus fréquents. Ils s'observent chez les malades ayant eu des blennorragies qu'ils ont peu soignées. Le malade a de la difficulté à uriner ; le jet des urines est anormal et peut être devié d'un côté ou de l'autre, ou même sortir en pomme d'arrosoir. Le traitement consiste à se faire passer des bougies en gomme de différentes grosseurs dans le canal de l'urèthre, ou à se faire faire une petite opération (uréthrotomie, électrolyse linéaire).

Rétrécissements de l'œsophage : causés en général par l'absorption d'un caustique, par une tumeur et souvent un cancer, ces retrécissements peuvent être soulagés par la dilatation à l'aide d'une sonde au bout de laquelle est fixée une petite olive spéciale.

355. — **RHUMATISMES.** Sous le nom de rhumatismes on désigne généralement les douleurs plus ou moins vives qui apparaissent dans les membres chez les personnes arthritiques, neurasthéniques, chez celles qui ne prennent pas assez d'exercice, etc. Elles sont dues à la présence dans les muscles et les jointures, de sels spéciaux qui devraient filtrer par les urines. On guérit les rhumatismes par l'exercice, le massage, l'électricité, l'hydrothérapie, les cures thermales, le régime végétarien alternant avec le régime des dyspeptiques. Au printemps et à l'automne faire une cure d'*Algarine*. Les cures au cidre et au jus de citron à haute dose sont dans certains cas admirables, mais il est indispensable d'avoir alors un estomac à toute épreuve.

356. — RHUMATISME ARTICULAIRE AIGU. Il est beaucoup plus grave et plus douloureux. Alors que les rhumatismes simples peuvent, dans certains cas, occasionner un peu de gonflement des jointures malades, le rhumatisme articulaire aigu s'accompagne toujours de fièvre, et les articulations sont rouges, chaudes et tuméfiées. Le malade ne peut faire de mouvements sans laisser échapper des plaintes. Cette affection est surtout grave dans la jeunesse, car le rhumatisme se reporte plus tard sur le cœur. La durée d'une attaque de rhumatisme articulaire aigu varie entre 8 à 12 jours dans les cas moyens ; quelquefois elle subsiste pendant 20 à 50 jours. Le rhumatisme laisse alors après lui des atrophies musculaires diffuses, une anémie profonde ; la convalescence est longue et comporte parfois des rechutes. Enfin les récidives sont habituelles, et le cœur touché profondément (endocardite) peut évoluer vers la sclérose.

Traitement : repos au lit ; envelopper les articulations dans de l'ouate imbibée de *salicylate de méthyle*, et la recouvrir avec du taffetas gommé. Alimentation légère, laitages ; boire abondamment de la tisane de *queue de cerise* et *de reine des prés*. Prendre *du salicylate de soude* (4 à 8 grammes par jour). Etant donnée la gravité de cette maladie le médecin doit absolument diriger le traitement.

357. — RHUMATISMES NOUEUX (ou **Arthrite déformante**). C'est un rhumatisme chronique qui donne aux phalanges des mains ou des pieds l'apparence de nodosités, tord les doigts, et peut rendre un malade impotent ou infirme.

Traitement : applications chaudes (cataplasmes, douches, sable) ; massage ; électricité ; cures sulfureuses ; *teinture d'iode* (badigeonnages) ; *salicylate de méthyle* (compresses). A l'intérieur *antipyrine, salicylate de soude, teinture de colchique, dépuratifs* (§ 129), *Algarine*. Les toniques, comme le *Vin de Gourou*, sont toujours d'utiles adjuvants.

358. — RHUMES. On distingue les rhumes de cerveau, de gorge et de poitrine. Rhumes de cerveau : voir coryza § 106. Rhumes de gorge : voir angines § 20, amygdalites § 17, laryngite § 248. Rhumes de poitrine : voir bronchites § 60.

Traitement général : se tenir au chaud et mieux encore au lit. Si fièvre, *antipyrine* (0 gr. 50), alimentation liquide (bouillon, lait, limonade). Voir les articles gorge, nez, larynx, bronches.

359. — ROSÉOLE (ou Rubéole). Petite fièvre éruptive, contagieuse, ressemblant à la rougeole et à la scarlatine par l'aspect de l'éruption, mais qui s'en distingue par l'absence de larmoiement, de coryza, d'angine, de pharyngite ; par la présence de petites glandes, et la bénignité constante de son évolution qui est de courte durée. La fièvre est peu accusée ou nulle; l'éruption dure cinq jours en moyenne et se termine quelquefois par la formation de petites pellicules.

Traitement : hygiène, diète relative (lait, bouillon) ; purgatif. A la fin de l'éruption, faire prendre un bain.

360. — ROUGEOLE. Maladie infectieuse et contagieuse (§ 99) surtout pendant l'éruption, qui frappe plus spécialement les enfants. La rougeole apparaît 8 à 10 jours après la contagion ; elle débute par une fièvre moyenne qui va en augmentant jusqu'à l'éruption. L'enfant éternue, a du rhume de cerveau ; les yeux larmoient et sont bouffis ; la gorge est enflammée et la voix enrouée. L'éruption se montre d'abord sur le front, les joues, derrière les oreilles; elle est composée de petites taches rougeâtres avec des îlots de peau saine, et en 3 ou 5 jours elle pâlit. En même temps, la fièvre tombe à 36°; puis la peau se pelle en fines lamelles analogues à de la farine. La durée de la rougeole est 15 à 20 jours. C'est en général une maladie bénigne chez les enfants qui n'ont pas déjà une autre maladie. La complication la plus grave est la broncho-pneumonie qui dure au minimum deux semaines; d'un pronostic sérieux, la broncho-pneumonie éclate le deuxième ou troisième jour de l'éruption et se trahit par une brusque hyperthermie (41°). Elle nécessite des soins empressés de la part des parents et du médecin, et la survie n'est possible que chez les enfants vigoureux. Les autres complications, inflammations de la bouche, des oreilles et des yeux, sont moins dangereuses.

Traitement : repos dans une chambre tempérée, mais aérée ; alimentation lactée; mettre de la *vaseline boriquée et mentholée* dans les narines; 20 jours après l'éruption donner un bain savonneux. Désinfecter ensuite la chambre (§ 130). A la broncho-pneumonie on opposera la *quinine* (0 gr. 50) et les bains chauds (38°) toutes les deux heures, avec ou sans farine de moutarde.

361. — ROUGEURS. Peuvent être causées par de l'inflammation et de l'irritation, une maladie de peau, une fièvre contagieuse. Les rougeurs bénignes se guérissent par le régime des dyspeptiques (§ 349), les *lotions d'eau de guimauve,* les applications de *Pelliséol*, que l'on saupoudre ensuite de *talc ou d'amidon* (voir maladies de peau).

362.— RUIZIA (Dragées de). A base de boldo, créosote, eucalyptus. Anticatarrhales, et antiseptiques des bronches et du poumon (voir page 281).

S

363. — SAIGNÉES. Ont pour but d'extraire une certaine quantité de sang. Les saignées sont beaucoup moins employées que jadis; on les pratique actuellement dans les tendances à la congestion, chez les sujets sanguins, dans le défaut de contraction du cœur, chez ceux dont le sang est trop épais et vicié, dans quelques empoisonnements, etc. Le médecin indiquera la manière de faire le pansement après la saignée ; néanmoins si le bandage se défaisait en son absence, avoir soin de bien le resserrer surtout *en dessous* de l'endroit où a été pratiquée la petite opération.

364. — SAIGNEMENTS DU NEZ (ou **Epistaxis**). (Voir hémorragies, § 217.)

365. — SALIVATION EXCESSIVE (ou **Sialorrhée**). Due la plupart du temps à l'élimination du mercure par les glandes salivaires. Quand la salivation est modérée, ne pas s'en effrayer (voir stomatite, bouche, dents).

366. — SANG. (Voir circulation du sang, système veineux, coup de sang, règles, hémorragies, pertes de sang, formation des jeunes filles, retour d'âge, anémie, lymphatisme, chlorose, dépuratifs, etc., etc.)

367. — SATURNISME. Intoxication par le plomb (voir coliques de plomb, § 87 ; et empoisonnements, § 153).

368. — SCARLATINE. Maladie infectieuse et contagieuse (§ 99) qui frappe plus spécialement les enfants. Elle apparaît de 2 à 4 jours après la contagion, et débute par des frissons, une fièvre vive

(40°) de l'angine, des vomissements, avec pouls vif, peau sèche et brûlante, langue blanche. Après 12 à 24 heures se montre l'éruption qui consiste en larges plaques framboisées, piquetées de petits points rouges plus foncés, et qui commence au cou, aux aisselles, au tronc, au ventre, aux cuisses, enfin à la face. Cette éruption dure 4 à 5 jours en tout et pâlit. En même temps la langue devient couleur de framboise ainsi que le palais et la gorge. Dès que l'éruption a pâli, l'état général s'améliore, et en même temps commence la desquamation ; la peau pelle, se dépouille de son épiderme sous forme de grands lambeaux très contagieux (voir § 99), aux mains en forme de doigts de gants. La fièvre tombe et ne dure en tout qu'une douzaine de jours. Des complications graves peuvent survenir si le malade est mal soigné : telles sont l'angine ulcéreuse, le rhumatisme, les adénites, et surtout la terrible albuminurie qui fait tant de victimes. Pour les éviter rester au lit 40 ou 50 jours en ne prenant exclusivement que du lait. En même temps gargarismes boriqués fréquents, vaseline mentholée dans les narines, bains tièdes, etc. Le médecin dirigera lui-même le traitement de la maladie. Après la guérison désinfecter (voir § 130) tous les objets du malade, sa chambre, sa literie, etc.

369.— SCIATIQUE. Névralgies du nerf sciatique qui se trouve dans la cuisse. Les douleurs, parfois excessives, irradient dans les jambes et les fesses. La sciatique peut provenir de différentes maladies telles que : froid, rhumatisme, surmenage, diabète, tuberculose, syphilis, varices, retour d'âge. Dans ces deux derniers cas il faut se reporter aux § 416 et § 353.

Autrement on soigne la sciatique par la révulsion

c'est-à-dire : pointes de feu, siphonages au chlorure de méthyle, massages, douches écossaises, bains sulfureux ; par les piqûres d'eau stérilisée, etc.

A l'intérieur l'*iodure de potassium* (1 à 2 gr.) et mieux encore le *Vin de Moride*, le *salicylate de soude* (3 gr.) l'*antipyrine* (1 gr.) la *morphine* (injection d'un demi-centigramme dans les crises trop violentes) sont indiqués.

370. — SCLÉROSE. Desséchement, durcissement d'un organe soit par la vieillesse, soit par une intoxication lente (alcoolisme, mercure, etc). L'*artériosclérose* est l'épaississement des artères dû aux mêmes causes ; elle peut survenir également sans motif particulier, à un certain âge, et chez les individus arthritiques, les rhumatisants, les goutteux, les diabétiques et les surmenés.

Maladie grave qui ne peut être soulagée que par les préparations iodées (voir § 242). Nous recommandons aux malades artério-scléreux de suivre le régime des dyspeptiques et surtout le régime semi-lacté (§ 349).

Une vie tranquille à la campagne, sans émotions ni soucis, est nécessaire, et l'alcool doit être définitivement rejeté.

371. — SCORBUT. Maladie occasionnée par la privation de végétaux frais, le surmenage, le froid. Le scorbut est fréquent parmi les équipages des navires, dans les expéditions polaires, les villes assiégées, etc. Il consiste en ulcérations des gencives et de la bouche, avec ébranlement ou perte des dents, hémorragies des muqueuses ; la mort arrive par épuisement et pertes de sang.

Traitement : fruits, légumes verts, ou à leur défaut jus de citron et d'orange, *Sirop de Moride* (antiscorbutique).

372. — SCROFULE. Etat des personnes sujettes aux humeurs froides, au rachitisme, aux tumeurs blanches, aux fistules, aux pleurésies, aux maladies des os. Le lymphatisme est le premier degré de la scrofule, et la scrofule prédispose à la tuberculose. On voit donc que cet état spécial, sans être une maladie propre, est fort dangereux et qu'il importe de donner tous ses soins au sujet qui en est affligé.

Chez les enfants la scrofule se manifeste par la chétivité, les écoulements d'oreilles, les yeux enflammés et chassieux, l'engorgement des glandes du cou particulièrement — qui grossissent et peuvent suppurer, — enfin par la présence d'une manifestation tuberculeuse, telle que coxalgie, tumeur du genou, abcès froids, bronchites chroniques, méningite tuberculeuse, carreau (péritonite tuberculeuse), etc.

Traitement : vivre à la campagne et mieux encore au bord de la mer. Suivre une bonne hygiène (§ 226), un régime fortifiant (§ 349). Tous les matins frictions sèches ou légèrement alcooliques après un tub tiède. Enfin prendre de l'*Algarine* (qui remplace l'huile de foie de morue) ou du *Vin de Moride aux plantes marines.*

373. — SEINS. (Voir crevasses, abcès, allaitement, sevrage, cancer, fièvre de lait).

374. — SEPTICÉMIE. Maladie infectieuse produite par l'introduction et la multiplication de microbes dans l'organisme. Elle peut être suraiguë, foudroyante; elle est alors caractérisée par la production d'un gonflement généralisé avec marbrures de la peau, des douleurs violentes, la petitesse du pouls, la fièvre élevée. Dans la forme aiguë, la fièvre est également très élevée, l'état de faiblesse accentué. Elle succède le plus souvent à un accouchement fait dans de mauvaises conditions, à une fausse couche, ou à la suite d'une maladie infectieuse. Toujours extrêmement grave, il faut consulter un médecin.

375. — SERINGUES. Les anciennes seringues à lavements sont remplacées maintenant par l'irrigateur, et mieux encore par le bock qui se nettoie plus facilement. Chez les enfants on utilisera les poires en caoutchouc spéciales qui contiennent 50 à 200 grammes d'eau.

On n'emploie plus actuellement que deux sortes de seringues : la seringue en verre et la seringue de Pravaz pour injections hypodermiques.

La seringue en verre ordinaire est destinée aux lavages des oreilles, du nez, des yeux, des petites plaies ; elle sert également pour donner les injections contre la blennorragie chez l'homme.

La seringue de Pravaz ou hypodermique est en général d'une contenance d'un centimètre cube ; on l'emploie pour faire les injections de cacodylate de soude, de morphine, de caféine, d'éther, de sérums, etc.

Pour se servir des seringues, il faut avoir soin de les faire tremper pendant 10 minutes au moins dans une solution antiseptique quelconque, de préférence l'*oxycyanure de mercure* à 1 p. 1.000 ; et ensuite après avoir aspiré le liquide, de chasser l'air en tenant la seringue verticale, piston en bas, et de pousser ce piston jusqu'à ce qu'il ne sorte plus de bulle d'air. Il est recommandé également de placer dans l'aiguille de la seringue de Pravaz un fil d'argent ou d'acier pour empêcher l'obstruction quand on ne s'en sert pas (voir injections, § 237).

376. — SERPENTS (Piqûres de). Le serpent le plus venimeux en France est la vipère ; dans le Midi, on trouve encore bien quelques petits scorpions, mais ils ne sont guère dangereux. D'ailleurs quel que soit le serpent voici la marche à suivre : quand on a été piqué faire saigner la plaie en pressant sur les bords, la sucer si l'on a la bouche en bon état et sans excoriations, cautériser au fer rouge, et lier le membre *au-dessus* de la morsure avec un mouchoir, un foulard, ou autre lien.

Pratiquer ensuite 5 à 6 injections de 1 cmc. d'*eau de Javel* du commerce avec une seringue de Pravaz (§ 375) tout autour de la plaie, ou avec une solution de *permanganate de potasse* à 1 p. 100. En même temps, remonter l'état du malade par des boissons chaudes alcooliques. Le médecin appelé fera si possible une injection de sérum antivenimeux.

377. — SÉRUMS. Liquides médicamenteux particuliers contenant des produits spéciaux qui ont pour but de détruire les microbes des maladies. Tels sont les sérums antidiphtériques (croup et diphtérie), antirabiques (rage), antipesteux (peste), antitétaniques (tétanos), antivenimeux (piqûres de serpents), etc.

Le sérum physiologique est un mélange d'eau distillée, de chlorure de sodium et d'autres sels, qui se rapproche beaucoup de la composition chimique du sang. On l'emploie pour remonter les forces des malades dans les grandes maladies infectieuses, et dans les intoxications et quelquefois aussi dans différents états pathologiques mal déterminés.

378. — SEVRAGE. Doit se faire graduellement à moins de nécessité grave quand l'enfant a sa douzième dent (voir allaitement, § 14). On l'habitue peu à peu au lait de vache bouilli et coupé d'eau de Vals pour commencer, aux bouillies claires, soupes au lait, bouillons, œufs peu cuits, en supprimant naturellement plusieurs tétées. Puis dès que la diminution du lait se manifeste, sevrer complètement l'enfant.

La mère se purgera 2 fois par mois, ne mangera ni ne boira plus tant. Elle se fera mettre un pansement compressif sur les seins (à l'ouate hydrophile) de façon à éviter les abcès.

379. — SOMMEIL. Voir insomnie (§ 239), hygiène § (226), somnambulisme (§ 380).

380. — SOMNAMBULISME. Etat des personnes qui se lèvent la nuit et vaquent à leurs occupations, tout en étant endormies. On doit mettre des meubles devant les fenêtres de ces malades pour les empêcher de se jeter au dehors, ou les attacher au lit. En même temps donner du *bromure de potassium* (2 à 4 gr. par jour), des douches froides; faire suivre une bonne hygiène (§ 226).

381. — STÉRILISATION. A pour but de détruire les germes et microbes d'un liquide, d'un pansement, d'un instrument de chirurgie. La stérilisation se fait par l'ébullition ou par la chaleur à 100° au moyen d'étuves spéciales. On peut également stériliser des instruments ou des pansements de chirurgie, à l'aide d'une solution antiseptique telle que le *sublimé* ou l'*oxycyanure de mercure* à 1 p. 1.000.

Quand on fait bouillir l'eau ou le lait pendant 10 minutes ou un quart d'heure, on les stérilise; on les prive ainsi des bacilles dangereux qu'ils peuvent contenir. La stérilisation de l'eau et du lait est nécessaire dans les plus grandes villes, et même à la campagne ; elle préserve de la fièvre thyphoïde, de la tuberculose et de bien d'autres maladies. On peut se contenter de filtrer l'eau, pourvu que le filtre soit tenu très proprement (voir § 181). Il faut savoir que l'eau bouillie n'est pas indigeste, si on a soin de la laisser séjourner quelques heures dans une fontaine en grès sur laquelle on a soigneusement posé le couvercle.

382. — STIMULANTS. Médicaments qui relèvent l'état général, en excitant les systèmes nerveux et musculaires. Exemple : *Ibogaïne, Dragées Nyrdahl, Vin de Gourou*, (kola, coca, kina), etc.

383. — STOMATITE. Inflammation des gencives et muqueuses de la bouche, due en général, au mauvais état des dents (voir bouche, dents, aphtes), ou à certains traitements médicamenteux, à base de mercure principalement. La stomatite est presque toujours accompagnée de gingivite (§ 202) ; les dents peuvent être ébranlées, le malade salive beaucoup (sialorrhée). Il faudra se nettoyer soigneusement les dents 2 ou 3 fois par jour comme il est dit au § 127, se rincer la gorge et la bouche avec un verre d'eau chaude dans laquelle on aura fait fondre une pincée de *chlorate de potasse;* enfin suspendre le traitement mercuriel, si la stomatite est trop intense.

384. — SUEURS. Chez un sujet sain la sueur est excellente, et on ne doit en aucun cas chercher à la faire disparaître, car elle élimine de notre corps tous les poisons, comme le font d'ailleurs les urines. Cependant dans certains cas, lorsque les sueurs sont trop abondantes, il faut les restreindre et les diminuer. Ainsi les individus ayant des sueurs profuses des pieds devront matin et soir prendre un bain de pied d'eau tiède dans laquelle il mettront une poignée d'*alun*. En même temps, des soins de propreté minutieux empêcheront le sujet de dégager une odeur désagréable pour tout le monde (changer tous les jours de chaussettes, mettre dans les chaussures de la poudre de *talc*, d'*acide borique* et d'*alun*, savonnages répétés des pieds).

Chez les phtisiques, 1 ou 2 granules de 1 milligramme d'*atropine* le soir avant de dormir, amèneront une sédation des phénomènes sudorifiques; mais l'*atropine* est un poison très dangereux dont il faudra user avec prudence.

385. — SUPPOSITOIRES. Excellents remèdes, à base de beurre de cacao et de substances médicamenteuses, qui s'introduisent dans le rectum et qui permettent ainsi d'agir sur l'organisme général, sans fatiguer l'estomac. On fait des suppositoires à la *quinine* contre la fièvre, à la glycérine et à l'*aloès* contre la constipation, etc.

386. — SURDITÉ. Peut survenir à la suite d'une otite (§ 299), d'une lésion de l'oreille moyenne ou interne (polypes, tuberculose, syphilis). Souvent elle est occasionnée par un bouchon de cérumen qui obstrue le conduit auditif.

Traitement : voir un auriste qui fera des injections de glycérine dans le cas d'obstruction momentanée ou qui soignera suivant la maladie.

387. — SURMENAGE. Fatigue générale produite par un excès de travail. La fatigue peut être de trois ordres : physique, intellectuelle ou morale.

La fatigue physique est celle qui laisse les traces les moins persistantes : un repos de quelques heures à quelques jours au maximum ramène l'organisme à son état normal.

La fatigue intellectuelle est déjà plus tenace et plus profonde. Cependant un ou deux mois de vacances par an procurent en général un repos suffisant pour amener la guérison.

Mais la fatigue morale, produite par les émotions, les tourments, les contrariétés, est celle qui influe sur l'organisme de la façon la plus intense et la plus persistante. La neurasthénie en est une conséquence fréquente.

Traitement : repos physique, intellectuel, moral. Bonne hygiène (§ 226) ; régime fortifiant (§ 349) et surtout prendre de l'*ibogaïne* (*Dragées Nyrdahl :* **2 à 4** par jour).

388.— SYCOSIS. Teigne de la barbe et des moustaches. (voir teigne § 396).

389. — SYNCOPE. Arrêt subit et momentané du cœur avec interruption de la respiration, des sensations et des mouvements volontaires. La syncope est causée par une perte de sang abondante, une douleur très violente, une émotion morale vive et certaines maladies du cœur et des poumons.

Traitement : en présence d'une personne tombée en syncope, le premier soin doit être de lui placer la tête de niveau avec le tronc ou même plus bas, pour que le sang puisse, sous l'influence de la pesanteur, aller jusqu'au cerveau. On emploiera en même temps les excitants de la peau et des sens, les frictions, les aspersions d'eau froide vinaigrée, les inspirations d'*éther*, ou de *nitrite d'amyle*. Puis, respiration artificielle, traction rythmée de la langue (voir asphyxie, § 37) ; injections sous-cutanées de *caféine* et d'*éther*.

390. — SYNOVIE. Liquide contenu dans les articulations, qui augmente de quantité dans les entorses, luxations et autres maladies des articulations (voir entorse, § 158).

391. — SYPHILIS. Maladie vénérienne excessivement contagieuse qui infecte tout l'organisme, et plus spécialement la peau.

Elle se divise en deux ou trois périodes bien nettes qui ont chacune leurs symptômes particuliers.

La première est représentée par le *chancre* qui est l'accident initial et qui apparaît 3 semaines après le contact malsain. Ce chancre est légèrement concave et a la forme d'une lentille ; il est *dur et indolore*, et est toujours accompagné de *ganglions* aux aines qui le plus souvent sont également indolores. Il est rare de voir suppurer le chancre induré qui laisse suinter seulement un peu de sérosité. Il dure 15 jours et s'efface ensuite, laissant une petite induration qui peut persister plusieurs années ; les ganglions de l'aine restent durs pendant six mois à 1 an. Comme on le voit l'accident primaire semble bénin, mais 1 mois environ après la terminaison du chancre apparaissent les accidents secondaires qui caractérisent la 2e période.

Cette 2e période représente la généralisation de l'infection à l'organisme tout entier. Elle se manifeste par les symptômes suivants : *maux de tête* violents surtout la nuit, *douleurs* dans les os, les articulations et les muscles, *névralgies* diverses, neurasthénie ; *éruptions* diverses sur la peau, notamment la *roséole syphilitique* constituée par de petites taches rosées apparaissant sur la poitrine, le dos, les cuisses et qui en vieillissant deviennent brunes, cuivrées ou jambonées, peuvent se pigmenter et former le *collier de Vénus* chez la femme autour du cou ; *lésions de la peau* variables en intensité : *syphilides* maculeuses et papuleuses, etc. ; *perte des cheveux*, ongles cassants ; enfin et surtout les terribles *plaques muqueuses* (§ 327) qui sont si *contagieuses* et qui se montrent sur toutes les muqueuses (bouche, organes génitaux, anus). *Ce sont elles qui propagent et disséminent la syphilis*. Cette 2e période est la phase éruptive et contagieuse de la syphilis ; elle dure environ de 6 à 18 mois, après lesquels les accidents tendent à se discipliner et à se cantonner.

Une syphilis bénigne ou bien traitée ne comprend en général que ces 2 périodes. Dans le cas contraire elle aboutit à la période tertiaire qui est toujours fort grave.

C'est dans cette 3e période qu'apparaissent : les lésions de la peau si longues à guérir, les *gommes* ou tumeurs qui s'ouvrent pour donner issue à un liquide purulent, les *ulcères*, les *syphilides tuberculeuses*, la *destruction* de certains organes : nez, palais, lèvres, etc., la *sclérose* ou dessèchement organique pouvant frapper le foie, le poumon, le larynx, les reins, le cœur ; la *perte de la vue*, de l'ouïe, de la parole ; enfin les lésions du système nerveux, telles que l'*ataxie locomotrice* (tabes), la *paralysie générale*, l'*épilepsie* et la *folie*.

Traitement : Peut-on guérir une syphilis ? D'après le Professeur Fournier, un bon traitement, soigneusement conduit, rend *généralement* la syphilis inoffensive, c'est-à-dire qu'elle s'arrête à la période secondaire, et laisse espérer la procréation d'enfants sains. Malheureusement il peut y avoir des exceptions à cette règle, et le syphilitique peut voir apparaître la période tertiaire en dépit d'un excellent traitement.

Il n'y a que le *mercure ou ses dérivés*, et les *iodures* qui guérissent la syphilis. Le *mercure* s'administre sous forme de pilules de *protoiodure* (2 de $0^{gr},05$ par jour), de *liqueur de Van Swieden* (ou *sublimé :* 2 cuillerées à café par jour dans du lait) de frictions mercurielles (*onguent napolitain* gros comme une noisette) ou enfin d'injections sous-cutanées ou plutôt intra-musculaires de sels mercuriels (*huile grise, calomel, bi-iodure*, etc.).

L'*iodure de potassium* (§ 242) se prend à la dose de 1 gr. à 6 gr. par jour dans de la bière ou du sirop d'écorces d'oranges amères.

Les vieux syphilitiques prendront du *Vin de*

Moride (3 cures d'un mois par an), et les femmes ou enfants de l'*Algarine* (3 cures également par an).

Le traitement doit être conduit de la façon suivante :

1re année : 6 cures de mercure d'un mois (1 mois sur 2).
2e — : 4 cures de mercure d'un mois (1 mois sur 3).
3e — : 3 cures de mercure d'un mois, 3 d'iodures d'un mois.
4e — : 3 cures d'iodure et 2 de mercure d'un mois.
5e — : 2 mois d'iodure, 1 de mercure.

Pendant la 6e et la 7e année, on suivra chaque année 1 cure de mercure, et 3 de *Vin de Moride* ou d'*Algarine*. A partir de ce moment faire chaque année au printemps et à l'automne une cure de *Vin de Moride* ou d'*Algarine*.

Enfin, le régime général jouera un grand rôle ; on évitera autant que possible les excès de toutes sortes (physiques et moraux). Suivre une hygiène rigoureuse (§ 226), le régime fortifiant (§ 349).

Question du mariage. Il faut consulter le médecin qui a dirigé le traitement de la maladie. Le meilleur serait d'attendre 7 ans après l'accident primaire ou chancre pour éviter plus sûrement la contagion.

Conseils prophylactiques. Pendant les 2 premières périodes de la syphilis éviter tout rapport sexuel, ne pas prêter sa brosse à dents, avoir un verre à boire spécial, ne pas embrasser les personnes, et donner comme prétexte qu'on a des aphtes dans la bouche.

Le malade qui prendra du *mercure* sous n'importe quelle forme devra se rendre chez le dentiste, lui avouer sa maladie et se faire nettoyer et soigner la bouche. Il devra se brosser les dents avec une poudre dentifrice (§ 127) 2 fois par jour, après chaque repas. Dès qu'il commencera à sentir un peu d'irritation et d'inflammation des gencives, il sucera chaque jour 4 à 8 pastilles de *chlorate de potasse*.

La femme saine, enceinte des œuvres d'un sujet syphilitique à la 2e période, sera soumise au traitement mercuriel. L'enfant né syphilitique doit être allaité par sa mère ou par une nourrice syphilitique, sinon au lait stérilisé.

392. — SYSTÈME VEINEUX. Ensemble des veines ou vaisseaux chargés de ramener le sang au cœur. Chez certaines personnes les veines sont visibles sous la forme de petits canaux bleuâtres. Elles contiennent un sang qui est noirâtre parce qu'il vient de nourrir les tissus et en a reçu leurs principes et leurs gaz nuisibles ; il n'est donc plus propre à assurer la nutrition et doit être refoulé jusqu'au cœur, puis dans les poumons pour subir au contact de l'air une transformation en sang rouge ou artériel. Les veines ne sont pas élastiques comme les artères ; aussi sont-elles fréquemment malades. Elles se dilatent alors et occasionnent les varices, les hémorroïdes, les varicocèles ; elles s'enflamment et engendrent la phlébite ; enfin elles peuvent s'obstruer et amener la gangrène. On conçoit donc l'importance capitale qu'il y a à maintenir le système veineux dans son état d'intégrité absolue.

A ce titre l'*Elixir de Virginie*, médicament vasoconstricteur intensif, chargé de rendre aux vaisseaux leur élasticité première doit être conseillé dans ces différentes maladies et dans les états où la circulation du sang est mauvaise tels que formation des jeunes filles et retour d'âge.

T

393. — TABÈS. Voir *ataxie locomotrice*, § 40.

394. — TÆNIA. Grand ver plat et long qui vit dans l'intestin et qui peut avoir jusqu'à 12 mètres de long. Il est composé d'anneaux nombreux (de 800 à 1400) dont les premiers forment la tête, qui est garnie de ventouses ou de crochets. Le tænia à ventouse est dit *tænia inerme :* il vit surtout chez le bœuf; le tænia à crochets est appelé *tænia armé;* c'est l'hôte habituel du porc. Ces deux tænias s'attrapent de la même façon, c'est-à-dire, en buvant de l'eau non filtrée, en mangeant des légumes crus sur lesquels ont été rejetés des œufs de tænias, et surtout par la viande de bœuf ou de porc mal cuite : d'où la fréquence du ver solitaire chez les individus prenant de la viande crue (tuberculeux).

Le tænia ou ver solitaire se manifeste chez l'homme par un sentiment de faim exagéré et extrêmement prononcé à toute heure du jour et de la nuit, par des troubles nerveux mal définis, de la neurasthénie.

Le tænia se révèle généralement au malade par les fragments de tænias contenus dans ses matières fécales et qui ressemblent à des morceaux blanchâtres de macaronis coupés en morceaux.

Traitement : administrer à jeun un *tænifuge* (§ 395) c'est-à dire un médicament destiné à tuer le parasite, suivi d'un purgatif non huileux. Dans les hôpitaux de Paris on emploie la méthode suivante : *extrait éthéré de fougère mâle* (6 à 8 grammes), pour 20 capsules : à prendre de 5 en 5 minutes. Puis purgatif avec 0 gr. 30 de *calomel*, ou 20 à 30 grammes d'*eau-de-vie allemande.* Pour rendre le ver il est indispensable de s'asseoir dans un seau plein d'eau chaude jusqu'aux bords, et de ne jamais tirer sur le ver pour l'aider à sortir; autrement il casserait, et tout serait à recommencer.

395. — TÆNIFUGES. Substances médicamenteuses destinées à tuer les tænias :

Extrait éthéré de fougère mâle : 2 à 6 gr. — *Semence de courge* : de 40 à 50 gr. — *Ecorce fraiche de grenadier* : de 50 à 60 gr. — *Tannate de peltiérine* : 0 gr. 20 à 0 gr. 40.

396. — TEIGNE. Maladie parasitaire et contagieuse qui affecte les poils et les cheveux, voire même les ongles. Les teignes sont désignées sous le nom savant de *trichophities;* la teigne de la barbe est appelée *sycosis.*

Cette maladie casse les cheveux et les fait tomber; en même temps il peut y avoir de l'infection à la base des cheveux, et sur le cuir chevelu, de sorte qu'on aperçoit des croûtes autour des cheveux malades.

Traitement : isoler le malade, le coiffer d'un bonnet, car la teigne est très contagieuse, et se transmet généralement d'enfant à enfant dans les écoles; éviter la communauté des divers objets de toilette et de literies. Couper les cheveux ras, et épiler chaque semaine les plaques atteintes sur une étendue de 1 centimètre à leur pourtour. Laver tous les jours la tête au *savon de goudron* et faire une lotion avec de la *liqueur de Van Swieten;* enduire chaque plaque de *Pelliséol* pur 2 fois par jour et tous les quinze jours badigeonner les plaques de *teinture d'iode.* Remonter l'état général du malade par une préparation iodée (§ 242).

397. — TEMPÉRATURE. C'est la mesure en degrés de la chaleur. La température normale du corps intérieure est 37°. Au-dessus il y a fièvre ou hyperthermie, au-dessous hypothermie. On mesure cette température à l'aide d'un thermomètre spécial, dit thermomètre médical (§ 399). Toutes les fois qu'on se sent malade, on doit *prendre sa température*, de façon à être renseigné et pouvoir envoyer chercher le médecin de suite si la fièvre est un peu forte. Dans ce cas on devra se coucher immédiatement, se mettre à la diète (bouillon, tisane et lait), et prendre 0 gr. 25 de *quinine* et autant d'*antipyrine*.

398. — TÉTANOS. Maladie très grave survenant à la suite d'une plaie ou excoriation souillée de poussière et de fumier, qui n'a pas été assez désinfectée. Les signes du tétanos sont : contractions violentes et douloureuses des muscles de la mâchoire (trismus), spasmes des muscles de la face, du tronc, des membres inférieurs, raideur générale du corps en arc de flèches, avec fièvre vive, et conservation de l'intelligence. La mort arrive par asphyxie.

Traitement : en cas de plaie souillée de terre et après désinfection appeler le médecin qui fera préventivement une injection de sérum anti tétanique. Lorsque le tétanos est déclaré, le sérum est sans grande influence; il faut donner du *sirop de chloral* et de *morphine*, et tenir le malade dans l'obscurité complète.

399. — THERMOMÈTRE MÉDICAL. Petit thermomètre spécial destiné à mesurer la température du corps. On peut le placer soit dans l'aisselle soit dans l'anus ; il faut savoir que la température de l'*aisselle* est d'un demi-degré moins forte que celle de l'anus qui est la véritable. Les thermomètres doivent être soigneusement nettoyés à l'eau tiède et passés pendant 10 minutes dans une solution antiseptique. Avant de s'en servir, il est indispensable de les secouer de façon à faire descendre le mercure. Le temps nécessaire pour prendre la température est de 8 à 10 minutes.

400. — **TISANES.** Liquides préparés en général à l'aide de plantes et qui sont destinés à être bus.

La plupart des tisanes s'obtiennent en faisant bouillir pendant 5 à 10 minutes, 10 à 20 grammes de la plante choisie dans 1 litre d'eau; ce sont des infusions que l'on peut sucrer à volonté.

Voici les vertus attribuées aux tisanes les plus en vogue dans les familles : les tisanes de *queues de cerises*, de *bourrache*, de *reine des prés*, sont diurétiques, c'est-à-dire font uriner ; les tisanes de *valériane*, de *tilleul*, de *fleur d'oranger*, de *pavot*, sont calmantes ; la *sauge*, le *romarin*, l'*hysope*, le *thym*, la *menthe*, sont utilisés contre les catarrhes et l'asthme; le *genièvre* contre le rhumatisme; la *guimauve*, les *figues*, le *sureau*, l'*aunée*, la *camomille*, sont des émollients; la *quassia amara*, la *gentiane*, le *quinquina* sont apéritifs. Enfin la *camomille*, le *fenouil*, l'*anis*, la *badiane*, le *thé* et le *maté* seraient des stomachiques, ces deux dernières (thé et maté) étant surtout des excitants nerveux comme le café.

401. — **TORTICOLIS.** Douleurs et gêne dans le cou, à la suite d'un coup de froid, d'une fausse position (sommeil, gymnastique etc.), dues à la contracture du muscle sterno-cléido-mastoïdien. Le torticolis se guérit à l'aide des cataplasmes laudanisés, des frictions au *baume de Fioraventi*, de l'électricité et du massage.

402. — **TOUX.** La toux provient de différentes maladies Nous renvoyons donc aux articles angine,

laryngite, bronchite, coqueluche, etc. En présence d'une toux opiniâtre et nerveuse, il faut mettre sur la gorge des compresses d'eau aussi chaude que possible, prendre un bain de pied chaud à la farine de moutarde, avaler 1 ou 2 cuillerées à café de sirop de *codéine* et fumer des *Cigarettes américaines Leroy*.

403. — TRANSPIRATION. Nous renvoyons à l'article sueurs, § 384, qui donne les explications nécessaires. Néanmoins, nous ajouterons qu'une bonne transpiration au début d'une maladie peut parfois la faire avorter.

Souvent les malades entrent en convalescence par une transpiration extrême qui nécessite le changement de linges complet. Il faudra veiller alors à ce que la chambre soit à 17° pendant qu'on déshabillera le malade, afin d'éviter tout refroidissement préjudiciable.

404. — TREMBLEMENTS. Les tremblements accompagnent souvent la fièvre, quelle que soit la maladie, avec frissons et claquements de dents. Les tremblements sans fièvre peuvent provenir d'une maladie nerveuse, telle que la danse de Saint-Guy, l'épilepsie, l'hystérie, etc., ou d'une intoxication (alcoolisme surtout).

405. — TRICHINE. Ver parasite de l'homme qui s'attrape en mangeant de la viande de porc mal cuite. C'est le plus dangereux de tous les vers intestinaux, car ce petit animal qui a de 1 à 4 millimètres de long va se loger dans les muscles, d'où il est excessivement difficile à déloger, et cause ainsi la *trichinose*. Cette maladie grave détermine des vomissements, de la diarrhée, de la fièvre, de la bouffissure du corps. Après 8 jours apparaissent des douleurs musculaires très vives, avec raideur et contracture pouvant immobiliser la face et les muscles de la respiration : d'où la mort.

Traitement : prendre de la *santonine* (de 0 gr. 05 à 0,10 suivant l'âge), des purgatifs répétés au *calomel* (de 0 gr. 10 à 0,40).

406. — TROUBLES MENSTRUELS. Voir règles, formation des jeunes filles, retour d'âge.

407. — TUBERCULOSE. Une des plus graves maladies qui sévit en France, surtout dans les agglomérations et les grands centres. Eminemment contagieuse, la tuberculose affecte plus spécialement les individus prédisposés aux maladies par l'hérédité, la misère, le manque d'hygiène, la faiblesse, l'anémie, le lymphatisme, la scrofule, la syphilis et surtout l'alcoolisme.

On prend généralement la tuberculose par les voies respiratoires, en vivant dans un air souillé par les émanations des tuberculeux et par les poussières qui se dégagent de leurs crachats desséchés. La tuberculose est, en effet, une maladie dont les microbes s'attaquent spécialement aux poumons, avant de se généraliser dans l'organisme tout entier, ce qu'elle ne fait d'ailleurs pas toujours. On conçoit donc qu'un des deux époux puisse contaminer l'autre et les personnes de la même famille. Les enfants des tuberculeux pourront hériter de cette maladie, soit en ayant des manifestations de tuberculose locale, telles que tumeurs blanches (tuberculose des articulations), coxalgie (tuberculose de la hanche), mal de Pott (tuberculose de la colonne vertébrale), carreau (tuberculose du péritoine), méningite tuberculeuse, tuberculoses cutanées ou des différents organes (reins, foie, etc.).

Tuberculose pulmonaire. — Elle se manifeste dans la forme la plus fréquente par une toux continue, avec crachats épais, un amaigrissement prononcé, une teinte circuse du visage, et de la fièvre. Quand elle est grave elle prend le nom de phtisie (voir § 323). Le malade peut alors cracher le sang, avoir des sueurs pendant la nuit, une fièvre à grandes oscillations variant entre 37,5 et 39,5.

On ne devra pas s'étonner si le médecin trouve un premier degré de tuberculose pulmonaire chez des personnes relativement bien portantes, ayant bonne mine, mangeant bien, et ne se plaignant que d'avoir tous les hivers des bronchites chroniques ; car au début les signes de cette maladie ne peuvent se révéler au malade lui-même.

Nous ne nous étendrons pas plus longtemps sur les symptômes de la tuberculose, qui sont surtout appréciables à l'auscultation et qui ne peuvent être véritablement décelés que par le praticien expérimenté.

Traitement. Le tuberculeux doit avoir une hygiène bien particulière qui repose sur deux points fondamentaux : la vie à l'air pur, et la suralimentation.

La vie à l'air pur est nécessaire. Au début de la maladie les montagnes conviennent plus que le bord de la mer ; la vie dans un sanatorium en pleine campagne est également excellente, surtout parce qu'elle force le malade à une existence réglée et à une hygiène bien comprise.

Le phtisique, c'est-à-dire le tuberculeux avancé, ne peut pas toujours tirer des avantages notables des hautes altitudes ; le midi, les bords de la mer bien chauds semblent exercer une action plus heureuse sur la marche de sa maladie.

Quant à la suralimentation, elle consiste à suivre un régime fortifiant, tout en s'efforçant d'absorber les aliments les plus nutritifs sous le plus petit volume, afin d'éviter la fatigue de l'estomac et de l'intestin. Pour cela suivre le régime des dyspeptiques indiqué § 349, en y adjoignant l'emploi de la *Poudre de viande Moride* dans du bouillon, et de la viande crue pulpée. Avoir soin de mastiquer soigneusement les aliments jusqu'à ce qu'ils n'aient plus aucun goût ; c'est, en effet, le meilleur moyen de digérer aisément.

Quels sont les traitements médicamenteux utiles dans la tuberculose? En première ligne, la révulsion, c'est-à-dire les pointes de feu, les applications de *teinture d'iode*, les cataplasmes sinapisés.

Puis les médicaments antiseptiques des bronches et du poumon, tels que les *Dragées de Ruizia* (*boldo, créosote, eucalyptus*) ; les excitants de la nutrition générale, les piqûres de *cacodylate de soude, l'ibogaïne* (0,02 à 0,04 par jour); les préparations iodées (*Vin de Moride aux plantes marines*) ; l'huile de foie de morue si désagréable sera remplacée par l'*Algarine;* enfin les toniques généraux qui excitent l'appétit, vin de quinquina, kola, coca, et fer (*Vin de Gourou*), etc.

Avec un traitement bien conduit : cures d'air, suralimentation, médicaments antiseptiques et toniques, la tuberculose du 1er et du 2e degré peut et doit guérir. Celle du 3e degré ou phtisie est beaucoup plus grave, mais il ne faut jamais désespérer, quelle que soit la longue durée du traitement.

Peut-on se marier quand on a eu une attaque de tuberculose qui semble guérie? Comme pour la syphilis nous n'hésiterons pas à répondre : oui, au moins 3 ans après la dernière manifestation de la tuberculose. Mais on devra vivre le plus possible à la campagne, ne faire jamais d'excès d'aucune sorte, suivre presqu'indéfiniment l'hygiène du tuberculeux (bonne alimentation, et dormir les fenêtres ouvertes) et prendre un dépuratif (§ 129) au printemps et à l'automne.

Conseils prophylactiques (pour éviter la contagion). Dormir tout seul dans une chambre bien aérée, cracher dans un récipient contenant une solution antiseptique (*aseptol*), et dans les rues cracher dans les ruisseaux. C'est un devoir moral que de chercher à ne point propager son mal dans la société.

Tuberculoses des différents organes. Voir coxalgie, tumeurs blanches, lupus, etc. Toutes ces manifestations de la tuberculose sont fort graves, et la place nous manque pour expliquer leurs traitements.

408. — TUMEURS. Ce sont les grosseurs qui se montrent dans les différents organes, et sur les parties les plus diverses du corps. On distingue trois sortes de tumeurs : les tumeurs bénignes, les tumeurs malignes et les tumeurs blanches.

Les tumeurs bénignes, comprennent : les bosses (contusions), les glandes engorgées (§ 205), les loupes, les poches d'eau, de pus et de sang dues aux abcès, les kystes (du foie, de l'ovaire, etc.).

Les tumeurs malignes sont presque toutes des cancers (§ 64) ; elles sont donc fort graves (cancers de la langue, de l'estomac, du sein, de l'utérus, etc.).

Les tumeurs blanches sont des manifestations locales de la tuberculose généralisée ; elles se développent de préférence dans les articulations qui enflent et amènent l'impotence du membre atteint.

Traitement : Toutes les tumeurs doivent être examinées par le chirurgien qui souvent sera obligé de faire une opération. Le traitement médical consiste à prendre de l'iode et des préparations iodées (voir 242) telles que *le Vin de Moride* ou *l'Algarine.*

409. — TYMPAN CREVÉ. Le tympan est une petite membrane qui se trouve au fond du conduit auditif et qui communique les sons et bruits à l'appareil interne de l'audition.

Ce tympan peut être crevé par un insecte, un abcès, et souvent on le perfore artificiellement pour faire sortir le pus de l'oreille interne dans le cas d'abcès, d'otite, etc. Il repousse alors, et si l'oreille interne n'a pas été lésée, le sens de l'ouïe est conservé (voir également § 299).

410. — TYPHOIDE (Fièvre). Maladie infectieuse et contagieuse assez fréquente dont les deux grands symptômes sont la fièvre et la diarrhée. La fièvre typhoïde est souvent épidémique mais elle s'attrape presque toujours en buvant des eaux sales ou contaminées (eau de Seine) qui n'ont pas été bouillies ou filtrées, en mangeant des légumes crus, des fruits arrosés de ces eaux ou de purin contenant des germes malsains et dangereux. On a remarqué que des déjections de typhiques, jetées et abandonnées près des habitations avaient suffi à répandre la fièvre typhoïde dans tout un pays ; en effet les pluies ayant coulé sur ces matières, s'étaient mélangées aux eaux des fontaines et des sources, contaminant ainsi les habitants qui puisaient leur eau. On conçoit donc l'importance de la désinfection dans la fièvre typhoïde, et nous renvoyons au § 130.

La fièvre typhoïde débute par les symptômes suivants : maux de tête, éblouissements, vertiges, battements dans les tempes, saignements de nez, embarras gastrique, constipation, perte d'appétit, langue blanche. Puis au bout de 8 à 15 jours apparaît la diarrhée. Celle-ci est très abondante dans les cas normaux, et lorsque la maladie est constituée, elle peut se répéter à raison de 12 à 15 selles par jour. Ces selles sont couleur ocre jaune ou purée de pois, souvent très fétides.

La fièvre typhoïde évolue pendant trois semaines : pendant la première la fièvre monte graduellement à

40°; pendant la deuxième elle se maintient autour de cette température, et pendant la troisième elle descend peu à peu. Quand elle est bien traitée, et s'il n'y a aucune complication, elle guérit aisément en un mois. La complication la plus dangereuse est l'hémorragie intestinale, toujours extrêmement grave ; on doit mettre de la glace sur le ventre, et le chirurgien appelé d'urgence, est souvent obligé de faire une laparotomie.

Enfin la convalescence est toujours longue (2 à 3 mois) et nécessite la plus grande prudence de la part du malade surtout dans l'alimentation, afin d'éviter une rechute grave.

Traitement : consiste à appliquer la méthode de Brandt, c'est-à-dire à donner des bains froids à 15° pendant 7 ou 8 minutes, toutes les 3 heures, tant que la température est au-dessus de 38°. Chez les enfants les bains seront donnés à 24, et chez les vieillards les enveloppements froids suffiront le plus souvent. En même temps on doit faire boire au malade des tisanes et des limonades pour le faire uriner, et des grogs pour soutenir ses forces. Les médicaments antiseptiques de l'intestin ne semblent pas avoir d'action favorable sur la fièvre typhoïde.

C'est ainsi que le calomel, le benzo-naphtol, le salol, le salicylate de bismuth, ont été essayés, mais n'ont pas donné de résultats appréciables. Dans le cas d'hémorragies intestinales, il faut suspendre les bains froids et appliquer de la glace sur le ventre dans un sac de flanelle ou une vessie de caoutchouc attachés à un cerceau spécial. Enfin dans certains cas graves, les piqûres de sérums, d'éther, de caféine et d'huile camphrée sont particulièrement indiquées.

U

411. — ULCÈRES. On les divise en ulcères simples et ulcères variqueux.

Ulcères simples. — En principe on donne le nom d'ulcère à toute plaie qui au bout de 3 semaines n'a pas tendance à la guérison. Ces ulcères s'observent chez les personnes atteintes de lymphatisme, de scrofule, d'anémie, de maladies de la peau, de tuberculose, de syphilis ou d'alcoolisme. On les guérit par les pansements antiseptiques humides d'abord, secs ensuite, et par les puissants dépuratifs (§ 129).

Ulcères variqueux. — Quand les varices sont anciennes et suffisamment prononcées, la vitalité du membre se trouve forcément compromise, et il en résulte pour tous les tissus des *troubles de nutrition* plus ou moins considérables : les muscles s'atrophient et perdent de leurs forces ; le tissu cellulaire sous-cutané s'empâte et s'indure ; la peau devient assez souvent le siège d'éruptions diverses ; plus souvent encore elle présente une coloration brune ou complètement noire due à des accumulations de pigments : enfin, elle s'amincit par places, devient luisante, violacée puis à la suite d'un grattage ou d'un choc, ou même sans le moindre traumatisme, elle se fissure et s'ulcère. La perte de substance une fois produite, la plaie n'a aucune tendance à se fermer ; au contraire, elle augmente chaque jour d'étendue si bien que, au bout de quelques semaines, si le malade continue à vaquer à ses occupations, elle peut occuper une surface de dix à quinze centimètres dans tous les sens. C'est ce qu'on appelle les *ulcères variqueux*.

Ces ulcères constituent une des plus déplorables

infirmités qui se puissent voir, surtout pour un homme qui est obligé de travailler pour vivre ; car, quand on a obtenu la cicatrisation, grâce à des soins méticuleux et à un repos très prolongé, on ne peut se flatter que d'une guérison précaire : la moindre fatigue, le moindre choc sur la cicatrice en produit la rupture, et tout est à recommencer.

« Pour guérir radicalement les ulcères variqueux, dit un des chirurgiens les plus éminents de la Faculté de Paris, il serait nécessaire de guérir les varices. »

Or, la guérison des varices (§ 416) n'est pas une chimère ; elle n'est plus une impossibilité depuis la découverte de l'*Elixir de Virginie*. Il est bien entendu, et nous ne saurions trop le répéter, que ce médicament ne guérit que les lésions curables ; quand les varices se sont librement développées pendant de nombreuses années, que les parois des veines se sont considérablement épaissies, rien ne peut modifier désormais un pareil état de choses ; dans ces cas-là, il ne faut donc point parler de guérison. Mais est-il indifférent de livrer à elles-mêmes de pareilles lésions, de les laisser s'aggraver encore ? A défaut d'une réparation impossible, n'est-il pas indiqué, tout au moins d'arrêter le mal et de le circonscrire ? Or, même dans ces cas défavorables, c'est le minimum que l'on obtienne de l'usage de cet élixir ; les veines définitivement perdues pour la circulation ne sont pas reconquises ; mais celles qui sont moins malades deviennent plus souples, et celles qui ne sont que peu atteintes récupèrent leur état normal ; la meilleure preuve, c'est le changement qui s'opère dans la nutrition des tissus ; après quelques semaines de traitement, les œdèmes disparaissent ou diminuent dans de fortes proportions ; la peau devient plus souple, moins sèche, et se débarrasse de ses éruptions et de ses pigmentations anormales; les douleurs, les crampes et les fourmillements deviennent moins pénibles; les malades ne sont pas complètement délivrés de leur infirmité, mais ils la trouvent plus tolérable, et ils peuvent reprendre au moins quelques-unes de leurs occupations.

C'est en améliorant la circulation du membre et en rendant sa nutrition plus active que l'*Elixir de Virginie* produit, dans un temps relativement très court, la guérison des ulcères variqueux, à la condition toutefois, que le malade continue à garder le repos horizontal et à panser proprement sa plaie. Au lieu de s'immobiliser pendant des semaines ou des mois, l'ulcère marche graduellement et visiblement vers la cicatrisation ; mais de plus, la cicatrice, au lieu d'être fine, parcheminée, friable, est solide, souple et résistante, de sorte qu'elle met le malade à l'abri des récidives. Il s'agit non plus seulement d'une amélioration temporaire, mais bien d'une guérison définitive. Le repos au lit est absolument indiqué, pendant quelques jours ou quelques semaines, suivant l'étendue quelquefois très considérable des ulcères. Les malades *ne doivent pas mettre le pied par terre* jusqu'à ce que la plaie soit complètement cicatrisée. Il est fort utile que le membre blessé soit placé au-dessus du lit sur un ou deux coussins, de manière que le pied soit plus élevé que la racine du membre et que la circulation en retour se fasse aussi aisément que possible.

L'ulcère sera toujours tenu très proprement et constamment recouvert d'un pansement; celui-ci consistera, suivant les habitudes du médecin traitant, soit en bandelettes de sparadrap imbriquées les unes sur les autres, soit en compresses de gaze imbibées de solutions antiseptiques d'abord, de peroxyde de manganèse ensuite, ou de peroxyde de zinc.

412. — URÉTHRITE. Inflammation de l'urèthre qui s'accompagne de cuissons en urinant et souvent d'un écoulement. Quand l'écoulement tache le linge en vert jaunâtre, l'uréthrite provient d'une blennorragie, et il faut se soigner comme il est dit au § 52. Indépendamment des uréthrites blennorragiques, il existe quelques uréthrites simples, ou *échauffements*, qui ne sont pas dues au gonocoque, microbe de la blennorragie. Dans ce cas il faut s'abstenir d'alcool, ne pas manger d'aliments épicés, et boire abondamment de la tisane de *queue de cerises*; si l'écoulement persiste, faire quelques injections astringentes (*alun* et *tannin* à 1 p. 100).

413. — URINES. Elles ont pour but d'éliminer du corps les sels, les poisons et matières nuisibles contenus dans notre organisme. Un individu bien portant urine environ la valeur de 1 litre 1/2 dans sa journée; mais il est clair que cette quantité d'urine varie beaucoup avec le volume de liquide absorbé.

Urine pendant les maladies. Elle est en général très épaisse, foncée et rougeâtre, de quantité minime. Cela prouve que la fonction urinaire qui a pour but d'éliminer les toxines, est troublée et s'accomplit mal; c'est pour cela qu'on prescrit des boissons rafraîchissantes et des tisanes diurétiques dans presque toutes les maladies.

Urine trouble en pleine santé et qui tache le vase. Prouve que l'urine est trop dense et contient trop d'acide urique; s'observe chez les sédentaires, les arthritiques, les rhumatisants, les dyspeptiques. Souvent elle occasionne un peu de cuisson au moment où l'on urine. Il faut dans ce cas boire de l'eau de *Vittel* ou de *Contrexeville*, et de la tisane de *queues de cerises* entre les repas.

Urine qui mousse beaucoup. Se méfier, car elle peut contenir de l'albumine ; la faire analyser.

Urine sanguinolente. Peut révéler une maladie grave du rein ou de la vessie, ou simplement une écorchure interne due à un calcul qui se promène dans l'uretère, la vessie ou l'urèthre (coliques néphrétiques).

Urine purulente. S'observe dans la blennorragie, dans la cystite ou la néphrite infectieuse. C'est toujours, à part le premier cas, un symptôme grave qu'on ne saurait en aucune façon, traiter à la légère.

Conseils généraux en cas d'urines anormales. Si l'on n'a pas de médecin sous la main, et que les urines semblent de mauvaise apparence, il faut suivre le régime lacté intégral et prendre 2 à 3 litres de lait par jour, pur ou coupé d'eau de *Vals*, de *Vichy* ou d'*Evian* et prendre quelques tisanes diurétiques (*queues de cerises, bourrache*).

414. — URTICAIRE. Maladie de peau bénigne qui consiste en une éruption rapide avec cloques pouvant se généraliser sur tout le corps, accompagnée de vives démangeaisons. L'urticaire provient d'un échauffement du sang, et s'observe chez les personnes à peau délicate, après l'ingestion de poissons et viandes peu fraîches, de charcuterie avancée, de fraises, tomates, oseille, crustacés, etc. suivant la prédisposition individuelle. Elle ne dure que 2 ou 3 jours en général.

Traitement : léger purgatif salin (§ 341). Suivre pendant une semaine le régime des dyspeptiques (§ 349) : boire aux repas de l'eau de *Vichy*. Sur l'urticaire appliquer la nuit de la pommade *mentholée* à 1 p. 100, du *Pelliséol ;* et le jour saupoudrer de *talc* ou d'*amidon*. Quand l'urticaire revient à des périodes déterminées, il faut prendre un dépuratif (§ 129).

V

415. — VACCINE ET VACCINATION. Découverte par l'illustre médecin anglais Jenner, la vaccine a pour but de préserver de la variole. Le principe de la vaccination est le suivant : on inocule, on communique, à des génisses une maladie particulière appelée *cow-pox* et qui a beaucoup d'analogie avec la variole. Au bout de quelques jours, quand ces génisses ont les symptômes de la maladie, on prélève un peu de leur sérum (sang dépouillé de ses globules et matières colorantes) pour en déposer une goutte sous la peau de l'homme. Celui-ci, quelques jours après, verra des boutons apparaître à l'endroit où il aura été ainsi vacciné. Il ne pourra plus attraper la variole, du moins pendant une période de 6 à 10 ans. Dans la pratique courante de la vaccination on se sert soit des génisses, soit du vaccin en tube, qui est le plus portatif, mais moins certain comme résultats. (Pulpe glycérinée.)

La vaccination de bras à bras est condamnée actuellement, à la suite de transmissions de maladies contagieuses d'invividu à individu (syphilis particulièrement).

On doit vacciner les enfants vers l'âge de 2 mois ; mais en temps d'épidémie, il ne faut pas hésiter à le faire 15 jours à 3 semaines après leur naissance. La vaccination se pratique généralement aux bras, mais on peut également la faire aux cuisses. Quand le vaccin prend, les boutons apparaissent au lieu d'inoculation 3 jours après, et sont mûrs au bout d'une semaine. Ils peuvent être accompagnés de fièvre légère dont il ne faudra pas s'effrayer.

La vaccine étant inoffensive, on ne doit pas avoir peur de revacciner les enfants et même les adultes tous les 8 à 10 ans, ou en temps d'épidémie. Les personnes qui dans les campagnes refusent de faire vacciner leurs enfants s'exposent à les voir mourir, ou ce qui est plus terrible encore, à les voir devenir aveugles, sourds et défigurés.

416. — VARICES. Les varices sont des dilatations permanentes des veines, résultant d'un état morbide préalable des vaisseaux, d'une sorte de phlébite chronique, qui évolue silencieusement et qui aboutit à l'induration de la paroi veineuse et à la perte de son élasticité.

Les varices peuvent siéger sur toutes les parties du corps, mais elles occupent le plus volontiers les membres inférieurs, notamment les régions internes et postérieures des jambes et des cuisses. A leur premier degré, elles se présentent sous la forme de traînées bleuâtres, visibles sous la peau, par transparence; plus tard, elles prennent l'aspect de saillies linéaires et flexueuses, faisant au-dessus de la peau un relief très appréciable; plus tard, encore, elles forment de véritables tumeurs, plus ou moins susceptibles de se réduire et de disparaître sous les pressions, molles sur la plus grande partie de leur surface, généralement indurées sur quelques points.

Les varices sont superficielles ou profondes. Dans le premier cas, elles sont ordinairement peu douloureuses et les malades n'éprouvent guère autre chose que des fourmillements, de la pesanteur, de la fatigue; quand elles sont profondes et intra-musculaires ces symptômes deviennent beaucoup plus pénibles et se transforment souvent en véritables douleurs, capables d'entraver la marche et de rendre impossible toute profession un peu fatigante : tout le monde sait que les varices dûment constatées constituent une des causes d'exemption du service militaire.

Les accidents et complications des varices sont assez nombreux. En premier lieu elles peuvent s'enflammer, et, chez certains variqueux, il semble qu'il y ait une véritable prédisposition à la phlébite, car cette complication se produit très souvent. Or, si la phlébite variqueuse n'est pas aussi grave que celle qui se produit dans d'autres circonstances, elle n'est pourtant pas exempte de dangers : l'inflammation aiguë dépasse quelquefois la paroi de la veine pour s'étendre au tissu cellulaire du voisinage et produire des phlegmons, des abcès, etc. Dans quelques cas, on a vu des caillots se détacher et former des embolies pulmonaires suivies de mort subite.

Quand les varices ont acquis un certain volume, elles peuvent se rompre sous l'influence du moindre choc, et même spontanément. Il en résulte des hémorragies presque toujours considérables qui, si elles sont abandonnées à elles-mêmes, peuvent entraîner la mort.

L'état variqueux des veines finit toujours par amener une grande gêne dans la circulation en retour et, tôt ou tard, il arrive un certain degré d'hydropisie des membres inférieurs. L'enflure, d'abord peu considérable, limitée aux pieds et aux chevilles, n'existe que pendant la journée et disparaît pendant le repos de la nuit ; mais à une période plus avancée, elle devient plus forte et plus persistante : l'œdème peut atteindre et même dépasser le genou, et il y a des malades pour lesquels la marche devient presque impossible.

Enfin la complication la plus fréquente lorsque les varices sont anciennes est le danger des ulcères variqueux. Nous renvoyons le lecteur au § 411 où nous expliquons comment les varices se transforment en ulcères variqueux au bout d'un certain temps.

Traitement. On doit éviter les excès de fatigue, les trop grandes marches, les stations debout trop prolongées. Le port des bas à varices n'est pas nécessaire ; mais il faut veiller à ce qu'aucune partie des vêtements n'exerce une compression ou une constriction sur les membres inférieurs ; on doit proscrire, par exemple, l'usage des jarretières trop serrées. Enfin et surtout faire des cures d'*Elixir de Virginie* de 3 semaines chacune tous les mois. Les résultats du traitement par cet élixir sont d'autant plus complets et plus rapides que la transformation morbide des veines est moins invétérée. Si la maladie est prise à une époque voisine du début, la guérison est certaine au bout de quelques semaines de traitement. Dans les cas relativement nombreux où l'on peut *prévoir* les varices avant leur apparition (varices héréditaires, varices des femmes enceintes), il est toujours avantageux de conseiller quelques traitements préventifs ; l'innocuité absolue de l'*Elixir de Virginie* légitime cette manière de faire, qui peut rendre de grands services, sans présenter aucun inconvénient.

417. — VARICOSITÉS. Ce sont des dilatations veineuses ou varices. On réserve plus spécialement le nom de varicosités aux petites varices (voir le § 416).

418. — VARICELLE (ou petite vérole volante). Maladie contagieuse et généralement bénigne, rappelant de loin l'évolution de la variole. Elle débute 15 jours après la contagion par de la fièvre et de la courbature. Au bout de 2 jours l'éruption apparaît;

elle est constituée par de petites vésicules de la grosseur d'un pois qui se montrent à la face et au tronc; ces boutons contiennent un peu de pus, se dessèchent 3 jours après, et disparaissent en une semaine, sans laisser de cicatrice. Les complications sont rares.

Traitement : diète lactée pendant la fièvre ; isolement de 12 à 15 jours ; *antipyrine* et *quinine* (0 gr. 50); antiseptie de la bouche et du nez (gargarismes *boriqués*, vaseline *boriquée* dans les narines); enfin pour terminer, bains tièdes.

419. — VARICOCÈLE. Le varicocèle est une affection spéciale à l'homme et constituée, ainsi que son nom l'indique, par la dilatation variqueuse des veines du cordon. Elle est caractérisée par la présence, dans l'un ou dans l'autre côté du scrotum, plus rarement dans les deux côtés à la fois, d'une tumeur molle, de consistance granuleuse, que la compression méthodique entre les doigts peut réduire et faire disparaître en totalité ou en partie. Le volume des paquets variqueux est variable : suffisant quelquefois pour distendre le scrotum et en doubler les dimensions, il est dans d'autres cas tellement petit, que le varicocèle est inappréciable à l'œil et que le palper devient nécessaire pour reconnaître l'altération des veines. Ce volume est d'ailleurs grandement modifié par un certain nombre de circonstances: il augmente sous l'influence de la station debout, de la marche, de tous les efforts ; il diminue par le repos, surtout dans la position couchée.

Ordinairement, le varicocèle est peu douloureux et ne donne guère lieu qu'à des sensations de gêne et de pesanteur. Mais il peut arriver qu'il s'accompagne de temps à autre de douleurs extrêmement vives dans les parties malades, dans le pli de l'aine, dans le ventre et jusque dans le bas des reins. Ces douleurs, qui sont certainement des névralgies, se manifestent principalement à la suite d'efforts brusques et violents ; c'est que les dilatations variqueuses ne sont pas bornées exclusivement aux veines intra-scrotales du cordon ; on les sent aussi plus haut, et on peut constater qu'elles s'engagent avec le cordon dans le trajet inguinal. Enfin, les recherches anatomo-pathologiques ont démontré que ces veines sont assez souvent malades dans toute leur étendue et portent jusqu'à leur embouchure les mêmes sinuosités et les mêmes indurations qu'à leur partie inférieure. Dans ces conditions, les branches nerveuses qui cheminent dans le voisinage de la veine malade, peuvent être comprimées par elles et donner naissance à des névralgies rebelles.

Si le varicocèle ne compromet pas directement l'existence des gens qui ne sont atteints, il n'en constitue pas moins une grave affection. Sans revenir sur les cas où il existe des douleurs plus ou moins violentes, la gravité du varicocèle résulte aussi de l'état nerveux dont il s'accompagne trop souvent. L'impuissance relative ou absolue est une de ses conséquences fréquentes, et ce symptôme contribue à créer un état de neurasthénie très prononcé avec tendance à la mélancolie et à l'hypocondrie. Il est vrai que ces troubles nerveux graves ne se manifestent que chez des personnes particulièrement prédisposées. Encore fallait-il un prétexte, une occasion à la mise en jeu de cette prédisposition, et le varicocèle semble se prêter à ce rôle bien mieux que n'importe quelle autre affection.

Traitement. Puisque le varicocèle appartient par sa nature aux affections du système veineux, il est rationnel de le traiter par l'*Elixir de Virginie* qui en agissant sur les tuniques veineuses réduit promptement la dilatation. Il est absolument inutile de porter un suspensoir dans cette maladie ; bien au contraire ce bandage en comprimant plus ou moins les veines du cordon, augmente la stase sanguine, et partant le varicocèle.

420. — VARIOLE. Terrible maladie contagieuse et épidémique, qui peut être prévenue ou rendue bénigne par la vaccination (§ 415). Elle débute par un grand frisson, une fièvre intense (40°), des violentes douleurs dans la colonne vertébrale, les reins et l'estomac ; des vomissements, de l'oppression, et des maux de tête. La langue est blanche ; le malade est constipé. Une semaine après ce début se montre l'éruption pustuleuse qui apparaît sous forme de gros boutons remplis de pus, débutant par la face, le cou et le tronc, et qui dure 5 jours. C'est alors que se produit la suppuration des boutons avec fièvre très forte pouvant amener la mort. Dès que la fièvre tombe, le malade entre en convalescence. Les boutons se dessèchent, les croûtes brunissent et laissent des cicatrices parfois indélébiles, (visage en écumoire). La variole noire hémorragique, dont les pustules se mettent à saigner, est mortelle presque toujours.

Traitement : isoler le malade ; prendre les précautions d'usage dans toute maladie contagieuse, et faire une désinfection soigneuse de tout ce qui l'entoure (§ 130). La chambre doit être suffisamment aérée ; le malade prendra des bains tièdes fréquents. A l'intérieur donner au malade du *sirop d'éther*, associé au *sirop de morphine ;* des toniques et stimulants (*Vin de Gouron, ibogaïne*). Les *gargarismes phéniqués*, la *vaseline boriquée* dans le nez, les pulvérisations d'*éther* au *sublimé* sur tout le corps, doivent être répétés plusieurs fois par jour.

421. — VÉGÉTATIONS. On les observe sur certaines parties mal placées à la suite de l'herpès ou de la blennorragie. Pour les faire disparaître il faut les recouvrir pendant 15 jours de suite d'un mélange à parties égales de *poudre d'alun* et de *sabine ;* elles se dessèchent alors et tombent. On peut encore les toucher légèrement au *nitrate d'argent* et à *l'acide chromique*. Si les végétations résistent à ces traitements, on devra les exciser avec une curette tranchante, ou les brûler au *thermo-cautère.*

422.— VÉGÉTATIONS ADÉNOÏDES (ou Polypes). Certains enfants de tempérament lymphatique, scrofuleux ou simplement arthritique, dorment la bouche ouverte, et ronflent fortement. En même temps ils sont sujets aux rhumes et bronchites, et souvent ils parlent du nez. Cet état général est causé par des *végétations adénoïdes* ou *polypes* qui obstruent l'arrière-gorge, la trompe d'Eustache et les fosses nasales. Il faudra les faire examiner par un laryngologiste, qui jugera si une petite opération est nécessaire pour faire disparaître ces végétations.

423. — VEINES (Maladies des). (Voir varices, varicocèles, hémorroïdes, phlébite, etc.)

424. — VEINEUX (Système). (Voir § 392.)

425. — VENTOUSES. On les divise en ventouses sèches et ventouses scarifiées. Les premières sont les plus employées. Les verres à boire sans pied peuvent servir pour poser des ventouses. Pour ce faire, prendre un morceau de papier roulé et enflammé, le passer dans le fond du verre et appliquer le verre sur le dos ou la poitrine, selon les cas. On peut également allumer un morceau de papier ou de ouate légèrement imbibée d'alcool, le disposer dans le fond d'un verre, et appliquer ce verre sur la peau ; la ventouse prend mieux et d'une façon plus solide, mais il faut beaucoup de prudence et d'attention ; car autrement on risquerait de brûler plus ou moins gravement le malade, auquel on se propose de faire de la révulsion.

Les ventouses scarifiées se posent de la même façon ; mais on fait auparavant plusieurs coupures avec un rasoir ou un instrument spécial appelé scarificateur, à l'endroit où l'on veut les placer. On applique ensuite un tampon d'ouate imbibé de *collodion* sur les petites plaies.

Les ventouses sont destinées à décongestionner les organes et les ventouses scarifiées remplacent agréablement les sangsues.

426. — VENTRE (Maladies du). (Voir coliques, diarrhée, constipation, appendicite, péritonite, etc.)

427. — VERMIFUGES: Médicaments destinés à faire périr les vers (voir aussi tænifuges). Contre les tænias, ankylostômes, botriocéphales, on prescrit l'*extrait éthéré de fougère mâle, la racine de grenadiers*, les *graines de potiron*, le *kousso*. Contre les ascaris lumbricoïdes, les oxyures vermiculaires, la trichine, on donne la *santonine*, le *semen-contra*, la *mousse de Corse*, et le *calomel*.

428. — VERRUES (ou Poireaux). Excroissances qui poussent sur les mains et toutes parties du corps. Elles sont contagieuses, surtout lorsque le sang coule. On les fait disparaître en les brûlant à l'aide de l'eau régale (*mélange d'acides nitrique et chlorhydrique*) de l'*acide chromique et sulfurique*, de la *teinture d'iode*, et mieux encore avec le *thermo-cautère*.

En aucun cas, il ne faut essayer de les faire disparaître en les coupant, car au contraire, elles augmentent et repoussent plus vite.

429. — VERS. Se distinguent en vers plats et vers ronds. Les vers plats comprennent les tænias (§ 394) et les botriocéphales (54). Les vers ronds comprennent l'ascaride lumbricoïde ou lombric (§ 252), l'oxyure vermiculaire (§ 301), l'ankylostôme duodénal (ver spécial aux mineurs).

Il est assez facile de distinguer soi-même les vers principaux : si l'on expulse à plusieurs reprises différentes des fragments blancs en forme d'anneaux, des morceaux de vers plats plus ou moins longs, on a le ver solitaire ou tænia (voir § 394). Lorsqu'on rejette des vers analogues aux vers de terre en entier et ronds, on est atteint du lombric (§ 252). Enfin, lorsque les vers rejetés sont tout petits et amènent des démangeaisons à l'anus, on est en présence d'oxyures (§ 301). Ces derniers sont les vers les plus communs chez les enfants.

430. — VERTIGES. Sortes d'étourdissements, d'éblouissements qui peuvent s'observer dans la plupart des maladies fébriles, et dans les maladies d'estomac, l'anémie, la faiblesse, la neurasthénie, les troubles de menstruation (règles irrégulières, retour d'âge), les maladies du cerveau, la tendance à la congestion. Les vertiges étant un symptôme, qu'on rencontre dans de si nombreuses maladies, nous ne pouvons donner de traitement particulier. (Voir les maladies mentionnées plus haut).

431. — VÉSICATOIRES. Les vésicatoires ont fait leur temps. On les remplace actuellement par des cataplasmes sinapisés, par des badigeonnages à la teinture d'iode, et par des pointes de feu. Si le médecin les prescrit quand même, avoir soin d'interposer une feuille de papier huilé entre la peau et le vésicatoire, pour que ce dernier n'ait pas d'action irritante sur les voies urinaires.

Quand on enlève un vésicatoire, opérer prudemment pour ne pas risquer d'arracher la peau, et de former des plaies qui pourraient s'envenimer. Enduire ensuite la peau de vaseline *boriquée* ou *phéniquée*, et disposer un petit pansement sec avec de la tarlatane stérilisée ou salolée.

432. — VESSIE (Maladie de). (Voir coliques néphrétiques § 86, calculs § 63, cystite § 121.)

433. — VIANDE (Poudres de). Constituent un excellent aliment chez toutes les personnes souffrant de l'estomac (§ 141) et de l'intestin (§ 157), ou qui ont besoin d'être suralimentées, et chez les convalescents. On les prend mélangées à du bouillon assaisonné suivant les goûts, et ces poudres ne fatiguent nullement l'estomac, comme les aliments habituels. Les *Poudres de Viande Moride*, notamment, sont soigneusement fabriquées et conditionnées : elles n'ont ni goût, ni odeur et se digèrent avec une rapidité sans pareille (voir page 279).

434. — VINS MÉDICAMENTEUX. Sont destinés à présenter au malade un médicament sous une forme agréable au goût. Les plus connus sont le *Vin de Moride (aux plantes marines)*, dépuratif (§ 129, § 342 et page 253), et le *Vin de Gourou*, tonique et reconstituant (page 278).

435. — VOMISSEMENTS. S'observent dans une foule de maladies. Les vomissements sont surtout fréquents dans les indigestions, les embarras gastriques et certaines dyspepsies graves; la grippe gastro-intestinale ; les indispositions passagères produites par les règles (§ 300) ; les maladies graves du ventre : appendicite, hernie étranglée, péritonite; les coliques néphrétiques ou hépatiques ; au début de maladies sérieuses : fièvre typhoïde, maladies fébriles, ataxie ou tabes etc, ; dans la grossesse, et les empoisonnements. Contre les vomissements on prescrit le repos au lit, les boissons glacées, les potions à la *morphine* ou au *chloral*, à la *cocaïne*, à l'*oxalate de cerium* (de 0,05 à 0,15 deux à trois fois par jour).

Les vomissements peuvent contenir du sang, soit qu'il provienne de l'estomac (ulcère, cancer), soit qu'il provienne du poumon ou des fosses nasales et qu'il ait été dégluti ensuite. Lire l'article n° 217.

436. VOMITIFS. — Médicaments ayant pour but de provoquer le vomissement. Quand on ne les a pas sous la main, le plus simple encore est de boire une grande quantité d'eau chaude, et de chatouiller la luette et le fond de la gorge jusqu'à ce que les vomissements apparaissent. Les substances dites vomitives sont : l'*ipécacuanha*, l'*émétique* ou *tartre stibié*, l'*apomorphine*. L'*ipécacuanha* s'administre à la dose de 0 gr. 50 à 2 gr. en poudre (0 gr. 10 par année d'âge), l'*émétique* à la dose de 0 gr. 10 à 0 gr. 25 (0 gr. 01 par année), et l'*apomorphine* (assez dangereux) à la dose de 0 gr. 005 à 0 gr. 01 en injections sous cutanées.

On doit toujours avaler un liquide chaud (eau, tisane) avant de prendre un vomitif pour que l'estomac ne se contracte pas à vide, et se mettre à la diète semi-lactée pendant les quelques jours qui suivront. Autrement on risquerait de fatiguer l'estomac.

Y

437. — YEUX. Conseils généraux. — Les yeux particulièrement chez les enfants, doivent être lavés tous les matins avec de l'eau bouillie chaude.

Lorsque sous l'influence d'un courant d'air ou après l'introduction de poussières, les yeux deviennent rouges, larmoyants et que le matin au réveil les paupières sont légèrement collées, il faut répéter ces lavages 4 ou 5 fois par jour avec de l'eau boriquée bouillie et chaude; si l'inflammation ne cède pas à ces soins hygiéniques, consulter son médecin dans la crainte d'une conjonctivite ou d'une maladie plus grave. Dans aucun cas on ne devra appliquer de pansements trop serrés sur l'œil; le mieux sera de maintenir une légère compresse au moyen de lunettes appropriées. Un excellent moyen pour décongestionner les yeux, est de prendre 1 ou 2 fois par jour, une douche oculaire au moyen d'un pulvérisateur. Quand les yeux sont habituellement rouges et qu'il y a de l'inflammation des paupières, on dit vulgairement qu'ils sont *chassieux*. Cette affection est une manifestation d'un tempérament lymphatique ou scrofuleux, ou l'indice d'un sang échauffé et vicié. Dans ces cas il faut suivre le régime des dyspeptiques (§ 349), prendre un dépuratif (§ 129), et appliquer un peu d'*Argent Nyrdahl* sur le bord des paupières.

Maladies des yeux. — Voir corps étrangers, conjonctivite, cataracte, loucherie, orgelet, ophtalmie, myopie.

Z

488. — ZONA. Eruption de la peau qui peut être accompagnée de fièvre, et qui consiste en plaques rougeâtres surmontées de vésicules (Herpès zoster). On l'observe généralement dans les espaces intercostaux (c'est-à-dire entre les côtes) sur le trajet des nerfs et d'un seul côté du corps. Plus rarement, il peut siéger sur la face, le cou, le bras et les cuisses.

Les vésicules qui contiennent un peu d'eau se dessèchent en 12 à 15 jours. On avance leur guérison en les recouvrant de *Pelliséol*, et de *talc* ou d'*amidon*. En même temps il faut donner pendant les 5 premiers jours 0 gr. 50 de *sulfate de quinine* par journée. Lorsque durant les premières périodes de la maladie les douleurs sont vives, il est bon d'appliquer sur les vésicules une pommade *cocaïnée*.

Le zona de la peau est souvent accompagné de zona des muqueuses, et notamment d'angine. Cette angine confondue fréquemment avec l'angine herpétique doit à son origine nerveuse, sa douleur très intense que l'on calme par l'*antipyrine* (1 gr.) et le *salicylate de quinine* (1 gr.).

Notice sur les Spécialités

En terminant notre « Répertoire Médical de la Famille » nous croyons devoir dire un mot sur quelques-unes des spécialités que nous recommandons aux malades. Il nous a même semblé nécessaire de donner ici leur composition et leur emploi thérapeutique. De cette façon, le public, muni de tous les renseignements possibles, pourra prendre utilement ces médicaments en toute connaissance de cause.

Reste une question qui pourrait surgir dans l'esprit de certaines personnes :

La spécialité est-elle nécessaire ? dira-t-on. A cela nous n'hésiterons pas à répondre par l'affirmative.

Nous ferons d'abord remarquer que les médicaments sont aujourd'hui en si grand nombre qu'il est presque impossible à un pharmacien de les conserver tous dans leur officine. Après un certain temps ils risquent de perdre leur efficacité, de se détériorer, et même de devenir dangereux en se décomposant. Comment employer alors, hormis les remèdes courants, les médicaments dont la prescription est moins journalière, et dont parfois la toxicité peut être souvent grande ? La dose, si elle est exacte aura-t-elle la même valeur curative que celle employée précédemment ? La question devient encore plus sérieuse pour le médecin de campagne qui est à la fois pharmacien et médecin. Nul doute que pour ce médecin comme pour le public cette difficulté sera tranchée par l'emploi des bonnes spécialités.

Les spécialités en effet sont des préparations pharmaceutiques soigneusement exécutées à l'aide de produits de premier choix et d'un dosage toujours constant, toujours régulier. Leur fabrication est souvent longue et délicate, mais aussi leur efficacité en est considérablement augmentée.

Et quelle sécurité pour le médecin et le malade ! Le praticien qui signe une ordonnance à un client de province ou à un étranger sera certain de l'action produite par le médicament employé s'il a recours à une bonne spécialité, et de son côté le client acceptera plus volontiers de se soigner avec un produit ayant toute la confiance du docteur

En donnant quelques explications sur un certain nombre de spécialités particulièrement connues et réputées, nous éclairerons ainsi le lecteur qui n'aura plus qu'à exiger le remède désiré en le demandant à son pharmacien, lequel pourra toujours se le procurer en écrivant à son droguiste ou à son fournisseur de spécialités.

En cas contraire, il restera au malade la faculté d'écrire au dépositaire de la spécialité qui lui-même l'enverra certainement toujours sans modifier son prix, et dans la plupart des cas franco de port et d'emballage.

« Le *Capsicum* est recommandé comme un « stimulant de la muqueuse gastro-intestinale...; « c'est à ce titre qu'il entre dans le régime ali- « mentaire des habitants des pays chauds.

« En raison de son action stimulante sur les « muqueuses buccale et gastrique, l'usage in- « terne du *Capsicum* est conseillé surtout contre « les *dyspepsies*, les *diarrhées*, l'atonie digestive « des individus qui ont des habitudes sédentaires « ou bien des gros mangeurs. Il sollicite ou « augmente l'appétit des uns; il doit, pense-t-on, « stimuler les fonctions et les sécrétions gas- « triques des autres et vaincre la sensation « pénible des plénitudes stomacales qu'ils éprou- « vent après les repas.

« Dans les pays tropicaux et aux Indes, on a « essayé et proposé de l'employer contre les « pharyngites.

« A titre de contre-stimulant et associé à l'al- « cool, le *Capsicum* a été proposé contre le « choléra et le mal de mer, par Elliot; contre le « delirium tremens, par Kinnear, Lyons, Ma- « clean, Wills et Masson; contre les métrorra- « gies dans le traitement de Brock.

« En Angleterre, il possède depuis longtemps « la réputation de diminuer la congestion hémor- « roïdaire. En 1853, M. Alègre l'a recommandé « dans ce but, et un rapport de M. Robinet à « l'Académie de Médecine constatait que cette « médication diminuait la douleur et le gonfle- « ment des tumeurs hémorroïdaires. Cette « médication aurait donné quelques succès à « MM. Hardy, Hérard, Dujardin-Beaumetz et « Constantin Paul. D'autre part, M. Piauzat l'a « mis à l'essai pour combattre les fissures « hémorroïdaires, et cite, dans sa thèse inaugu-

« rale, trois observations de guérison... Une « amélioration rapide se produisait après quatre « ou cinq jours. »

On comprend, sans insister davantage, les motifs qui ont engagé à associer le *Capsicum* à l'*Hamamelis Virginica* lequel forme la base véritable de l'Élixir et lui donne son nom.

Le *Dictionnaire Encyclopédique des Sciences médicales* affirme que « *l'Hamamelis* est un « hémostatique indiscutable et semble exercer « sur le système veineux une action spéciale de « *tonification*... Elle jouerait le rôle d'un véri- « table agent spécifique contre les hémorroïdes... « Dans les varices, les effets sont quelquefois « remarquables, surtout lorsque les veines sont « simplement dilatées, sans hypertrophie de « leur paroi... Hale l'emploie, en outre, dans « le varicocèle, les phlébites, la *phlegmatia alba* « *dolens*, les ulcères variqueux et les hémorragies « veineuses. Par analogie, on le recommande « dans toutes les congestions passives et même « dans le traitement des affections nerveuses, « très probablement d'origine congestive. On se « félicite de son emploi dans les congestions « chroniques...

« L'*action sédative* de l'*Hamamelis* est connue « depuis longtemps ; les Indiens l'employaient « déjà dans les tumeurs douloureuses. Ferrand « en a parfaitement constaté les effets analgé- « siques. Hale a eu des succès dans les *cépha-* « *lalgies* gravatives, les névralgies utérines, etc. « On a pensé qu'on en tirerait une influence « favorable dans la *phtisie pulmonaire* au début « où l'on a voulu unir ses propriétés anodines « à ses autres vertus...

« On s'en sert avec avantage dans la *diarrhée*,

« la *dysenterie*, le *choléra infantile*, dans toutes « les inflammations catarrhales des muqueuses « avec flux excessifs ; elle est utile dans les « *leucorrhées*, les *vaginites aiguës*, les *blennor-* « *ragies*, on s'en est loué même dans la *métrite* « *parenchymateuse* et dans *l'ovarite*...

« Son action *hémostatique* permet d'arrêter « toutes les hémorragies, épistaxis, hémorragies « gingivales ; hémoptysies, hématémèses, enté- « rorragies, hémorroïdes ; elle est avantageuse « dans l'hémophilie (Campardon) ; on s'en est « loué dans le scorbut et dans le purpura (Pres- « ton, Hale) ; Howe a réussi dans sept ou huit cas « de métrorragies se reproduisant depuis long- « temps et qu'aucun traitement n'avait pu en- « rayer..., il n'y a pas de médicaments dont il « ait obtenu de meilleurs résultats ; il le consi- « dère dans ces cas comme supérieur à l'ergot. »

En résumé : *action astringente*, *action hémostatique*, *action modificatrice du système veineux*, *action sédative*, telles sont les propriétés qui, bien constatées par de nombreux observateurs, justifient l'emploi et expliquent l'efficacité de *l'Hamamelis Virginica* dans les maladies les plus diverses.

Malgré les appréciations qu'on vient de lire et qui sont extraites d'un des ouvrages les plus autorisés de la littérature médicale, les médecins français sont, en général, moins enthousiastes que leurs confrères étrangers sur le compte de l'Hamamelis. Mais ils n'ont pas pris garde qu'ils n'avaient à leur disposition que des préparations pharmaceutiques faites seulement avec la feuille de l'Hamamelis, et ne contenant le plus souvent qu'une faible partie des principes essentiels de la plante ou même ne les renfermant pas du tout ; tandis qu'à l'aide de procédés particuliers, résultat de longues études, on a isolé le principe actif de l'Hamamelis et on l'a incorporé en totalité dans cette nouvelle préparation. Enfin, en Amérique, on emploie simultanément la feuille et l'écorce. Les diverses expériences auxquelles nous nous sommes livrés nous ont bien vite démontré que l'écorce de l'Hamamelis contient autant de principes actifs que la feuille sinon plus, et il a paru en tout cas très utile, de combiner dans un même médicament les vertus curatives qui existent certainement dans ses diverses parties.

Ainsi : *Préparation de l'*Hamamelis *plus parfaite et beaucoup plus efficace que toutes celles qui existent dans les pharmacies françaises ;*

Association à ce médicament du Capsicum Brasiliense, *dont les propriétés sont de même ordre, avec une action un peu plus spéciale sur la circulation des organes pelviens ;*

Telles sont les deux principales raisons d'être de l'Elixir qui est offert au public.

Il y a plus. Si l'on a cru devoir emprunter à l'étranger ces deux substances, à cause de leurs propriétés tout à fait spéciales, on a tenu cependant à ne pas être exclusifs et à éviter jusqu'à l'apparence du parti pris. Il existe dans la flore française des plantes douées, elles aussi, de propriétés toniques et vaso-constrictives. Elles ont été incorporées à cet Élixir, avec la certitude d'en accroître l'efficacité.

Ce n'est pas tout encore. Les maladies auxquelles s'adresse **l'Elixir de Virginie** présentent comme élément commun l'atonie des parois vasculaires ; mais tous les bons esprits s'accordent à reconnaître que l'état du sang lui-même n'y est pas indifférent. Quelque idée que l'on se fasse de la nature intime de ces affections, il est indéniable qu'un vice humoral, qu'une prédisposition indéterminée préside à leur naissance et gouverne leur évolution ; la preuve en est dans ces accidents quelquefois terribles, décrits autrefois sous le nom de métastases et de répercussions, qui accompagnent si souvent la suppression brusque des hémorroïdes ; elle est aussi dans ces affections incurables qui semblent affecter une véritable prédilection pour l'époque de l'âge critique. C'est pour ces raisons qu'il a été associé aux médicaments dont nous avons déjà parlé un certain nombre de substances, dites *dépuratives*, destinées, dans la mesure du possible, à débarrasser le sang de ses impuretés.

Ainsi composé, l'**Elixir de Virginie** constitue un médicament éminemment complexe, qui ne peut être remplacé par aucune préparation magistrale ni par aucun produit similaire. Ce n'est pas d'ailleurs du premier coup que l'on est arrivé à la formule définitive ; elle est la résultante d'une série d'expériences et de tâtonnements. Plusieurs médecins distingués qui ont bien voulu pendant très longtemps faire l'essai des préparations, apportaient chaque semaine les résultats de leurs observations, accompagnés de critiques et de conseils dont on faisait profit. Aussi l'accueil que le public médical tout entier a fait à l'**Elixir de Virginie** a flatté les inventeurs sans les surprendre. Il est à peine utile d'ajouter que toutes les plantes dont nous avons parlé, y compris l'Hamamelis et le Capsicum, *sont dénuées de principes toxiques et complètement inoffensives, même aux* *doses les plus élevées.* Les substances qui leur servent de véhicule (alcool, sirop, aromates) sont toutes d'une *qualité absolument irréprochable. S'il n'était avant tout un médicament de premier ordre, l'***Elixir de Virginie** *pourrait rivaliser, au triple point de vue de l'innocuité, de la saveur, des qualités stomachiques et digestives, avec les liqueurs de table les plus appréciées.*

USAGE MÉDICAL

Ainsi préparé, l'**Elixir de Virginie** exerce une action remarquable sur les affections caractérisées par une dilatation permanente ou temporaire des veines. La médecine étant à peu près désarmée contre ces affections, l'**Elixir de Virginie** vient combler une lacune regrettable.

L'**Elixir de Virginie** prévient la formation des **Varices**, les guérit ou les améliore rapidement chez les personnes qui y sont prédisposées par l'influence héréditaire, par leur constitution arthritique, par l'état de grossesse, ou par leur profession (employés d'administration, comptables, demoiselles de magasin, cochers, ouvriers de divers métiers sédentaires). Il agit de même sur leurs complications, telles que *Phlegmons, Abcès, Hémorragies, Hydropisie des membres, Troubles de nutrition* amenant les *Ulcères variqueux* si répandus chez les malades qui n'ont jamais soigné leurs varices.

L'**Elixir de Virginie** est un remède énergique qui donne les résultats les meilleurs dans le traitement des **Hémorroïdes** (externes ou internes) et leurs complications : *Hémorragies* et *anémie* *consécutive;* des **Varicocèles** qui engendrent souvent la *Neurasthénie* et l'*Hypocondrie;* des **Phlébites** qui, malheureusement, peuvent se terminer par embolie et mort subite; et dont les œdèmes sont justiciables du même traitement.

De plus, l'**Elixir de Virginie** favorise la **Formation des jeunes filles**, régularise la *Menstruation*, modère et arrête les *Mennorragies* (hémorragies de matrice), etc., supprime les douleurs lombaires et abdominales qui accompagnent si souvent l'apparition des règles.

L'**Elixir de Virginie** prévient enfin les poussées congestives diverses, telles que celles qui résultent de la suppression brusque d'un flux périodique. A ce titre, il est le meilleur médicament qu'on puisse diriger contre les accidents multiples de l'**Age critique**. Parmi ceux-ci, nous citerons les *Mennorragies*, les *Métrites*, la *Leucorrhée* (pertes blanches), les *Faiblesses*, les *Pertes de connaissance*, les *Syncopes*, les *Douleurs de tête*, les *Vertiges*, les *Palpitations*, les *Essoufflements*, les *Dyspepsies*, les *Vomissements*, la *Constipation* ou la *Diarrhée*, la *Congestion du foie*, les *Varices*, *Hémorroïdes*, *Varicosités*, la *Couperose*, l'*Anémie cérébrale* et la *Congestion cérébrale*, les *Coups de sang*, l'*Apoplexie*, les *Migraines*, les *Névralgies*, *l'Hystérie* et la *Neurasthénie*.

Le prospectus qui enveloppe le flacon contient les observations cliniques les plus variées et les plus probantes.

Pour éviter les imitations et contrefaçons, exiger sur l'enveloppe de chaque flacon la signature « NYRDAHL ».

Mode Général d'Emploi

Sauf indications spéciales du médecin, *et sans modifier en quoi que ce soit les habitudes ou la nourriture du malade,* l'**Élixir de Virginie** doit se prendre aux doses suivantes : Pour les enfants de dix ans et au-dessus, une cuillerée à soupe à la fin de chaque repas (de préférence étendu d'eau) ; pour les grandes personnes, deux verres à liqueur par jour, de préférence après le repas, pur ou coupé d'eau suivant les goûts.

Chaque traitement doit durer dix jours au moins, vingt-cinq jours au plus. Les traitements successifs doivent être séparés les uns des autres par des intervalles de cinq à quinze jours. Il est utile, après la guérison, de faire au moins un traitement supplémentaire et, dans certains cas, de revenir au médicament pendant quelques jours, tous les trois ou six mois.

VIN DE MORIDE

AUX PLANTES MARINES

Préparé par M. MORIDE

Pharmacien de 1re classe, Lauréat de l'Institut

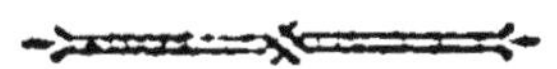

L'influence extraordinaire qu'exercent les climats marins sur la santé générale est aujourd'hui connue de tout le monde. Les femmes, les enfants surtout, qui vont passer une saison au bord de la mer, se transforment à vue d'œil ; arrivés pâles, anémiés par leur séjour dans les grandes villes, ils reprennent en quelques jours leurs forces ; leur teint s'anime, leurs couleurs reparaissent, et, à un état souvent morbide, succède une période d'activité qui frappe les personnes même les plus prévenues. Cette action se manifeste particulierement chez les enfants lymphatiques, scrofuleux, rachitiques ; aussi les cures qu'on réalise maintenant par le traitement marin, notamment dans certaines stations renommées, comme Berck-sur-Mer, sont journalières et passées dans la pratique médicale.

Que contient donc l'air de la mer ? Outre son action propre, vivifiante, sa vivacité et sa pureté, il faut, pour expliquer son action complète, faire intervenir les principes qu'il tient en suspension, c'est-à-dire l'eau de la mer elle-même.

Cette eau contient, outre le sel marin, des

sels de potasse et de magnésie, des sulfates, des sels alcalins, des bromures et surtout des iodures qui en constituent les principes médicamenteux par excellence. Ce sont ces mêmes principes qu'on retrouve dans les éléments qui y vivent, animaux et plantes. C'est notamment l'iode de la mer qu'on se propose d'utiliser en extrayant l'huile des foies de morue ; c'est ce même iode qui, contenu dans les plantes marines, leur communique des propriétés également spéciales ; c'est cet iode que les chimistes, qui cherchent à tout simplifier, ont essayé de faire absorber en nature et sous les formes les plus multiples : iodures de fer, de potassium, de sodium, d'ammonium et autres.

Mais toutes ces préparations ont les mêmes inconvénients : leur goût est désagréable, elles affectent plus ou moins la gorge, elles occasionnent généralement des maux d'estomac, de la gastralgie, des maux de tête, des salivations désagréables ; elles enlèvent l'appétit et causent des insomnies ; souvent même elles peuvent affecter, dans une mesure relative, l'ensemble des muqueuses intestinales et provoquer des ulcérations qui deviennent le point de départ de maladies encore plus graves.

C'est pour éviter ces graves inconvénients que M. Moride, dont les recherches sur la composition des eaux de mer et des plantes marines sont si connues du monde savant et médical et lui ont valu une des plus hautes récompenses décernées par l'*Académie des Sciences*, a songé à extraire des plantes marines la combinaison iodée qui y existe à l'état naturel, combinaison qui, quoique très active, n'exerce sur l'organisme aucune de ces actions nuisibles dont nous venons de parler, mais qui lui communique au contraire, une vitalité puissante, un renouveau extraordinaire qui le transforme, le régénère et fait, par exemple d'un enfant pâle et lymphatique, un vigoureux sujet susceptible de résister, par la suite, à toutes les fatigues de l'existence.

Cette combinaison qui, comme nous venons de le dire, préexiste dans le tissu cellulaire des plantes marines, est tellement intime que les réactifs ordinaires ne peuvent la déceler et que l'analyse chimique ne parvient à la découvrir qu'en détruisant la plante par l'incinération. Cependant, après de longues et patientes recherches, M. Moride a pu l'isoler et, l'étudiant chimiquement et thérapeutiquement, il a fait voir qu'elle était la même que celle qui existe dans toutes les substances animales ou végétales qui contiennent de l'iode à l'état naturel, comme le cresson, les huiles defoie de morue, etc. M. Moride est parvenu, en outre, à préparer industriellement ce principe et, *l'incorporant dans un vin généreux et réparateur, il a ainsi constitué son Vin de Moride.*

Le **Vin de Moride** tel qu'il est fabriqué, est, sans contredit, la meilleure des préparations iodées connues. Il peut être pris avec avantage et sans inconvénient aucun, par les enfants comme par les adultes ; il est d'un fort bon goût, d'une digestion facile, et passe dans le sang avec une rapidité extrême, en remplissant partout sur son passage le rôle bienfaisant d'épurateur, de fortifiant et de régénérateur.

Son dosage régulier, qui est de un gramme d'iode combiné pour mille grammes de vin, permet aux médecins d'administrer ce précieux médicament dans les proportions qu'ils jugent convenables.

Cette quantité de *un millième d'iode* peut paraître tout d'abord bien minime ; elle ne l'est cependant pas, à cause de l'activité extrême de la combinaison organique qui la renferme, et ce qu'il y a de remarquable, c'est que l'iode sous cette forme, est assimilé en entier, tandis qu'il n'en est pas ainsi de l'iodure de potassium, dont neuf grammes sur dix passent dans les urines quelque temps après leur injection dans l'économie, sans y avoir produit aucun effet. En outre, il faut observer que les faibles doses de médicament agissent souvent mieux que les doses massives, *en apparence* plus actives; il semble, en effet, qu'à *des causes qui troublent profondément l'organisme et qui cependant sont le plus souvent infiniment petites, il est mieux d'opposer des forces elles-mêmes infiniment petites*. C'est certainement là une tendance largement justifiée de la médecine moderne qui se vérifie chaque jour et qui résulte, tant des travaux immortels de Pasteur et des savants de son école, que des recherches physiologiques et thérapeutiques de nos plus célèbres médecins sur les préparations actives, le fer, l'iode et les alcaloïdes.

M. le docteur Boisnet, l'auteur de l'alimentation par l'iode, écrivait en 1853 : « L'iode n'est pas « seulement un médicament, c'est un aliment « indispensable à l'existence... Il active toutes « les fonctions, la nutrition, et donne la force et « la santé.

« Par l'emploi de cette héroïque substance, « nous sommes arrivés à guérir plusieurs maladies « qui jusque là avaient été regardées comme « incurables, telles que les abcès par congestion,

« les hydropisies et toutes celles qui proviennent
« d'un épuisement général.

« En joignant l'iode à l'alimentation de l'homme
« on parviendra à améliorer la santé des individus,
« à guérir toutes les maladies dont l'iode est le
« remède.

« La meilleure forme pour administrer l'iode,
« et qui est exempte de tout inconvénient, est celle
« qui nous est présentée par la nature dans les
« plantes qui en contiennent le plus ; *employé ainsi*
« *à faible dose, d'une manière presque insensible,*
« *mais continue,* l'iode a des effets très avantageux
« et très remarquables, il ne trouble pas les fonc-
« tions digestives, comme il arrive toujours
« lorsqu'on administre les préparations iodiques
« que la pharmacie nous prépare. »

De nombreux essais faits sur le **Vin de Moride** ont corroboré toutes ces conclusions. C'est ainsi que l'administration des hospices de Nantes, qui consomme beaucoup le **Vin de Moride**, écrivait, il y a quelques années, à son auteur :

« Sur le rapport favorable qui nous a été adressé
« par MM. les Médecins et Chirugiens en chef
« de l'Hôtel-Dieu, nous avons autorisé l'emploi
« du **Vin de Moride** audit hôpital. Nous accep-
« tons avec reconnaissance l'offre que vous nous
« avez faite de nous en préparer. »

De son côté, M. le docteur Rousseau écrivait, après avoir expérimenté le **Vin de Moride** :
« Votre Vin est, en un mot, une belle et bonne
« préparation que je ne saurais trop vous engager
« à faire connaître. »

Le Vin de Moride remplace en outre avec avantage l'huile de foie de morue que les malades prennent avec tant de

dégoût ; il en a en effet toutes les propriétés sans en avoir les inconvénients, puisqu'il renferme plus d'iode que ce médicament, qu'il est, de plus, agréable à boire, qu'il produit comme lui l'embonpoint, tout en excitant l'appétit des malades, que leur enlève au contraire l'huile de foie de morue.

Tous les médecins ont tiré un parti inespéré du **Vin de Moride** dans les maladies les plus rebell telles que les rhumatismes articulaires, . l goitre, l'hydropisie, la goutte, le développement anormal des glandes et des ganglions.

L'effet curatif du **Vin de Moride** est, en outre, constant dans les maladies de langueur, la scrofule, le lymphatisme, les abcès du cou, la phtisie, la faiblesse du tempérament, les pertes blanches, l'engorgement des glandes, les maladies des os et les affections de la peau ; le **Vin de Moride, dépuratif puissant,** convient aussi à toutes les affections qui proviennent d'un vice du sang, souvent héréditaires ; à ce titre, il guérit ou améliore très rapidement l'état des personnes affectées de maladies de la peau, qu'il s'agisse de boutons, d'eczémas, de dartres, de rougeurs ou démangeaisons. De même, il donne des résultats inespérés dans les affections syphilitiques anciennes.

Fortifiant et tonique, il donne une vigoureuse énergie à l'organisme, en stimulant toutes les fonctions principales et en éliminant tous les principes âcres et morbides ; mais où son action se fait principalement sentir, c'est chez les jeunes filles qui commencent à se former et dont la poitrine est faible, chez les personnes fatiguées, amaigries, chez lesquelles la menstruation est irrégulière, le sang très pauvre, le teint pâle, le caractère triste, qui manquent d'appétit et d'activité ; enfin, chez les enfants débiles, rachitiques, dont les os ramollis ont peine à se consolider.

Mode d'emploi du Vin de Moride

Le *Vin de Moride* doit être pris deux ou trois fois par jour, après chaque repas et comme dessert, à la dose d'un verre à Madère pour les adultes, et d'une cuillerée à bouche ou d'un verre à liqueur pour les enfants.

Pour les jeunes enfants, il peut être facilement coupé d'eau

Les effets généreux et franchement réparateurs de notre vin se font rapidement sentir et amènent un soulagement facile à constater; mais il ne faut pas toutefois oublier que les maladies auxquelles il s'adresse sont souvent susceptibles de récidive, surtout si les causes en sont héréditaires ou anciennes ; il faut donc continuer cette médication pendant un temps suffisamment long et ne pas s'arrêter à quelques flacons. Médicament agissant sans aucune irritation locale, il n'y a aucun inconvénient à prolonger son action toujours bienfaisante et tonique, pendant quelques mois, surtout au printemps et à l'automne.

Prix de la bouteille : 4 francs, franco.

Dépot : Pharmacie MORIDE

2, *Rue de la Tacherie*

PARIS

SIROP DE MORIDE

Iodé à deux millièmes

et à l'état de combinaison organique dosée

Le Sirop de Moride renferme l'iode sous la même combinaison que le Vin de Moride ; il convient surtout aux enfants ou aux personnes qui ne pourraient pas supporter facilement le Vin de Moride.

L'iode est en outre allié aux plantes antiscorbutiques les plus énergiques ; enfin le dosage du Sirop de Moride est deux fois plus fort que celui du Vin de Moride, ce qui lui permet d'exercer la même action sous un poids deux fois moindre.

Prix de la Bouteille : 3 francs

Le Vin et le Sirop se trouvent à la

Pharmacie MORIDE

2, Rue de la Tacherie, PARIS

DRAGÉES NYRDAHL
à l'Ibogaïne

Histoire et Propriétés de l'Iboga du Congo
Découverte de l'Ibogaïne

On désigne sous le nom d'Iboga, au Congo français, dans la région des lacs, une plante jouissant de propriétés excitantes et dont les indigènes font un usage constant. Ils lui attribuent, en effet, des vertus qui la font rechercher dans toute la contrée où elle croît à l'état spontané et n'est l'objet d'aucune culture spéciale; toutefois, il n'est pas rare d'en rencontrer des spécimens que les naturels ont plantés près des cases d'habitation et qu'ils entourent de soins presque religieux.

L'usage constant que l'on en fait a dû certainement contribuer à rendre l'espèce peu abondante et même rare dans certaines régions; aussi les indigènes refusent-ils presque toujours d'en livrer, même de petites quantités, en raison de l'importance qu'ils attachent à l'emploi de ce produit.

C'est qu'ils prétendent, en effet, que l'absorption d'une certaine quantité d'Iboga donne des forces nouvelles et permet de résister à un long et pénible travail, en enlevant toute espèce de sommeil. Ils peuvent notamment se livrer durant toute la nuit à l'exercice si pénible du pagayage sur les grands fleuves, exercice qui exige les plus grands efforts, sans en ressentir la moindre fatigue, comme l'ont maintes fois constaté les voyageurs qui ont exploré le pays.

Interrogés sur les effets qu'ils ressentaient de l'absorption de la plante, les indigènes ont toujours déclaré que l'Iboga avait sur eux une action toute spéciale, un peu analogue à celle de l'alcool, mais sans troubler la raison, voulant ainsi, semble-t-il, indiquer les propriétés excitantes de la plante à laquelle ils attribuent en outre des propriétés aphrodisiaques.

Ces propriétés si particulières avaient été signalées depuis longtemps par divers savants. En France, BAILLON, l'éminent professeur de la Faculté de médecine, en avait parlé en 1889 à la Société Linéenne, et en Allemagne ENGLER avait également signalé les propriétés excitantes de l'Iboga.

Mais ce n'est réellement que depuis la fin de l'année 1901, dans un mémoire présenté à l'*Académie des Sciences*, par MM. DYBOWSKI et LANDRIN, que ces auteurs ont décrit la plante, en ont précisé les propriétés, et ont montré qu'elles étaient dues à un alcaloïde bien défini, auquel ils ont donné le nom d'*Ibogaïne*.

L'étude de ce nouvel alcaloïde présentait donc un certain intérêt médical.

Son action physiologique ne fut qu'ébauchée par PHYSALIX, puis par LAMBERT (de Nancy), qui reconnurent que son action toxique s'exerçait surtout sur le système nerveux central et en particulier sur la moelle.

A la suite de ces travaux, on l'utilisa en thérapeutique comme stimulant du système nerveux et comme aphrodisiaque, mais les résultats obtenus tombèrent un peu dans l'oubli.

L'action pharmacodynamique de l'ibogaïne fut reprise à nouveau en 1904, et étudiée dans le *Laboratoire de pharmacologie de la Faculté de Médecine de Paris* par le Pr Pouchet et le Dr Chevalier. Ces auteurs dans une communication à la *Société de Thérapeutique* (séance du 25 janvier 1905) ont mis en évidence un certain nombre de faits qui sont de nature à modifier le mode d'administration de l'ibogaïne et à en généraliser l'emploi.

Ces expériences ont été développées dans la thèse du Dr A. Landrin, qui a collaboré activement à ces recherches. Il résulte de ce travail que l'ibogaïne est un névrosthénique, un tonicardiaque et un excitant de la nutrition.

Autrement dit, l'ibogaïne est un bon excitant du système nerveux, un tonique général et un parfait reconstituant. Tenant à la fois des propriétés de la kola et de la coca, elle peut être utilisée dans tous les cas où les deux substances précédentes donnent de bons résultats.

Applications thérapeutiques.

L'expérimentation clinique est venue confirmer les données physiologiques. Cette substance a été étudiée au point de vue clinique par un certain nombre d'expérimentateurs, et en particulier par le professeur Huchard. Ce clinicien l'emploie depuis quatre ou cinq mois dans son service, et il en a retiré les meilleurs résultats.

Dernièrement, à la *Société de Thérapeutique*, il communiquait en bloc les résultats de ses observations ; il l'a employée surtout dans le traitement de la grippe, dans la convalescence des maladies infectieuses, dans la neurasthénie. Dans ces différents cas, il a constaté une diminution rapide de l'asthénie nerveuse, une augmentation de l'appétit, un accroissement des forces musculaires et une amélioration de la nutrition générale. Il l'a également employée chez un certain nombre de cardiaques, et en particulier chez des asthéniques et chez des malades atteints de dilatation atonique du cœur, et il a constaté dans ces différents cas une amélioration notable des symptômes fonctionnels.

Un certain nombre d'autres médecins, et en particulier DE CLOMESNIL, assistant de gynécologie à Saint-Louis, l'ont administrée dans divers cas de dépression nerveuse, de neurasthénie liée à des troubles de nutrition générale ou à des troubles génitaux.

En Belgique, le professeur KUBORN a préconisé l'ibogaïne dans le traitement de la maladie du sommeil.

Enfin de nombreux docteurs, tant en France qu'à l'étranger, prescrivent l'ibogaïne dans la neurasthénie, l'atonie musculaire et nerveuse, le surmenage, l'anémie cérébrale, la dilatation et l'asthénie cardiaque, la grippe, les convalescences, voire même l'impuissance.

En effet, cet ensemble de propriétés stimulantes du système nerveux central et de la nutrition générale en fait un médicament susceptible de rendre des services dans tous les cas où, par suite d'un processus infectieux ou d'un trouble de nutrition, le malade se trouve sous l'influence d'une dépression plus ou moins accentuée.

Chez l'homme sain, quelques dragées d'*ibogaïne* développeront les forces et éloigneront complètement toute fatigue de travail. Les gens de sport trouveront aussi un avantage considérable dans leur emploi ; il y puiseront dse forces nouvelles avant de se livrer à des exercices violents.

Mode d'emploi.

Sous le nom de **Dragées Nyrdahl,** la pharmacie Moride vend des dragées à base d'**ibogaïne** soigneusement dosées et préparées.

Les **Dragées Nyrdahl** s'emploient, sauf avis du médecin, à la dose de deux à quatre dragées par jour, et se prennent généralement au milieu de chaque repas. Avaler sans croquer.

PRIX DU FLACON DE 40 DRAGÉES : **5** FRANCS

Vente en Gros :

PHARMACIE MORIDE

2, Rue de la Tacherie, PARIS

asthmatiques qui se ressentent progressivement des bienfaits de cette médication.

Elles agissent énergiquement dans tous les cas de **laryngite accidentelle ou chronique** ; enfin *et surtout, elles amènent une amélioration très rapide de toutes les* **affections catarrhales** *provenant de bronchites anciennes et négligées, ou de toute autre diathèse.*

Mode d'emploi.

Pour s'en servir utilement, il faut avoir soin, à l'aide d'inspirations profondes, de faire pénétrer plusieurs fois par jour la fumée des cigarettes dans les bronches, en cas d'asthme ; plus légèrement, lorsqu'il s'agit d'affections de la gorge ou du larynx, et autant que possible, par les fosses nasales en cas de rhume de cerveau.

On ne tarde pas, après quelques aspirations, à éprouver une sensation agréable de fraîcheur : il semble que toutes les voies respiratoires se dilatent et deviennent plus libres.

L'examen laryngoscopique, fait avant et après l'emploi des cigarettes, montre facilement la diminution de la rougeur de la gorge et des cordes vocales, et l'intervention heureuse des cigarettes américaines sur les diverses sécrétions inflammatoires.

Nota. — Les cigarettes américaines ne contiennent aucune substance narcotique : belladone, jusquiame, datura stramonium ou opium.

Prix : 3 fr. la boîte *(franco)*

Les Cigarettes Américaines se trouvent dans toutes les pharmacies de France et de l'Etranger

---

VENTE EN GROS : 2, rue de la Tacherie, PARIS

POUDRE AMÉRICAINE LEROY

Pour les personnes qui n'ont pas l'habitude de fumer, nous préparons sous le nom de **POUDRE AMÉRICAINE LEROY** une poudre ayant la même composition que les **CIGARETTES AMÉRICAINES LEROY** et produisant les mêmes effets.

MODE D'EMPLOI

Mettre dans une soucoupe une cuillerée à café de poudre environ, et en former un petit tas conique dont on allumera le sommet. La poudre brûle doucement en dégageant des fumées qu'il faut faire pénétrer, à l'aide d'inhalations, dans les voies respiratoires.

Prix : 2 fr. 50 la boite (*franco*)

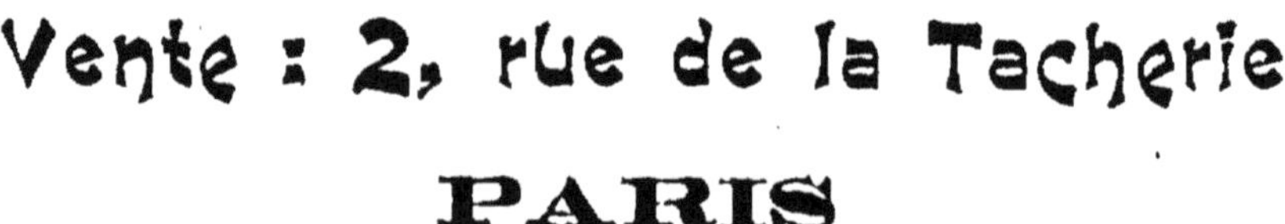

ALGARINE NYRDAHL

GRANULÉ AUX PLANTES MARINES

« L'Iode n'est pas seulement un médicament, c'est un aliment indispensable à l'existence; il active toutes les fonctions, la nutrition, et donne la force et la santé. »

Il n'est plus nécessaire aujourd'hui d'insister sur le rôle important de l'iode dans l'organisme. Tout le monde sait en effet que ce n'est pas seulement un médicament, mais un véritable aliment indispensable à l'existence. Il active toutes les fonctions, stimule la nutrition et donne à la fois vigueur et santé. On sait aussi que, pour que l'iode agisse à son maximum de puissance, il faut qu'il soit administré sous forme de combinaison organique et tel qu'il existe dans la nature.

A ce point de vue, l'huile de foie de morue a été considérée jusqu'à présent comme le prototype de toutes les préparations iodées ; mais l'huile de foie de morue est indigeste, elle ôte l'appétit, elle est désagréable à prendre, inspirant souvent même, et non sans raison, le dégoût le plus profond aux malades ; de plus, elle ne contient pas toujours une quantité constante et suffisante d'iode pour agir énergiquement.

C'est pour remédier à ces inconvénients que nous avons préparé, sous forme de granulé sucré, le nouveau médicament que nous présentons aujourd'hui au public sous le nom d'**Algarine Nyrdahl.**

L'**Algarine** *contient en effet la combinaison iodée qui renferme le plus d'iode dans la nature.* Extraite des diverses plantes de la mer qui servent elles-mêmes à la fabrication de l'iode, cette combinaison a pu être isolée par les procédés spéciaux de M. Moride, procédés qui ont valu à leur auteur une des plus hautes récompenses de l'Académie des Sciences.

Agréable et facile à prendre, entièrement assimilable (1) l'**Algarine** n'offre aucun des inconvénients des divers produits chimiques à base d'iode qui ont presque tous un goût désagréable, affectent plus ou moins la gorge, occasionnent des maux d'estomac de la gastralgie, des maux de tête, des larmoiements, du rhume de cerveau, des salivations désagréables, causent des insomnies et enlèvent l'appétit. Le dosage de l'**Algarine** est rigoureux : chaque cuillerée à café contient en effet un centigramme d'iode combiné, et renferme de plus du tannin et des phosphates assimilables en quantité suffisante pour en faire un médicament complet au point de vue des affections dont il devient ainsi le remède souverain (2).

Comme nous l'avons déjà dit, l'**Algarine** contenant environ dix fois plus d'iode que l'huile de foie de morue, son usage donne le maximum d'effet dans tous les cas où la médication iodée est nécessaire.

(1) Il est bien démontré maintenant que les neuf dixièmes de l'iode contenue dans les préparations chimiques à base d'iode, iodure de potassium, d'ammonium, de sodium, etc., sont éliminés directement par les urines, sans être assimilés, c'est-à-dire qu'ils sont perdus pour l'organisme.

(2) L'Algarine ne contient jamais d'iode libre, comme il est facile de s'en assurer au moyen des réactions connues. C'est ainsi, par exemple, qu'elle ne bleuit pas l'empois d'amidon comme le font les produits qui contiennent de l'iode non combiné.

En outre, le sucre que renferme l'**Algarine Nyrdahl** en fait un véritable aliment, comme des expériences récentes l'ont montré : on sait en effet maintenant que l'homme, soumis à un violent surmenage physique, peut s'alimenter exclusivement avec des doses convenables de sucre. A cet égard, on peut comparer l'**Algarine Nyrdahl**, encore mieux que le Vin de Moride, à l'huile de foie de morue dont elle a toutes les propriétés sans en avoir les inconvénients.

L'**Algarine** est également bien supérieure au sirop antiscorbutique, même lorsque ses éléments sont combinés avec plus ou moins d'iode : les effets de celui-ci sont lents et souvent incertains.

Prise régulièrement, l'**Algarine** est à la fois dépurative, tonique et reconstituante par excellence ; elle amène l'embonpoint, relève les forces du malade et communique à tout l'organisme une vitalité puissante, un renouveau extraordinaire qui le transforme et le régénère.

C'est pour ces raisons qu'elle donne des résultats inespérés dans le traitement des maladies les plus rebelles, telles que les *rhumatismes articulaires, les ulcères de jambes, le développement anormal des glandes et des ganglions.*

Son usage curatif est également constant dans *les maladies de langueur, la scrofule, le lymphatisme, l'hydropisie, le goître, les tumeurs de toute nature, les abcès du cou, la phtisie sous toutes ses formes ou manifestations, la faiblesse de tempérament, les pertes blanches, l'engorgement des glandes, la coxalgie et les maladies des os.*

Dépuratif puissant, l'**Algarine** convient aussi à toutes les affections, souvent héréditaires, qui proviennent d'un vice du sang. A ce titre, elle guérit ou améliore très rapidement l'état des personnes affectées de maladies de la peau telles que *boutons, eczémas, dartres, rougeurs, acné, démangeaisons*, etc. De même, elle donne des résultats inespérés dans les *affections syphilitiques récentes ou anciennes*.

Fortifiante et tonique, l'**Algarine** donne un vigoureuse énergie à l'organisme, non seulement en stimulant toutes les fonctions principales, mais encore et surtout en éliminant tous les principes âcres et morbides ; aussi son action se fait-elle principalement sentir chez les jeunes filles qui commencent à se former, chez les femmes fatiguées, amaigries, chez lesquelles la menstruation est irrégulière, le sang très pauvre, le teint pâle, le caractère triste, qui manquent d'appétit et d'activité ; chez les enfants *débiles, rachitiques, affectés de gourme*, ou dont *les os ramollis ont peine à se consolider*.

L'**Algarine** CONVIENT ENFIN ET SURTOUT A TOUTES LES PERSONNES ATTEINTES DE MALADIES DE POITRINE, *toux persistante, rhume négligé, bronchites, suites de grippe et d'influenza, asthme, emphysème, catarrhe chronique*. En stimulant la nutrition si souvent déprimée chez les sujets tuberculeux, elle donne des résultats extraordinaires, surtout au début de la phtisie pulmonaire.

Son usage devra, dans tous les cas, être régulièrement continué jusqu'à guérison complète.

En résumé :

1° L'**Algarine** est un succédané de l'huile de foie de morue ;

2° L'**Algarine** n'en possède pas les inconvénients : saveur nauséabonde et intolérance gastrique ;

3° L'**Algarine** lui est de beaucoup supérieure : goût agréable et digestion facile ;

4° L'**Algarine** remplace l'huile par le sucre qui, au point de vue chimique et physiologique, rentre comme l'huile dans la même catégorie d'aliments ;

5° L'**Algarine** renferme une combinaison iodée extraite des Algues marines, qui contient infiniment plus d'iode que l'huile de foie de morue, et en outre du tannin et des hypophosphites.

6° L'**Algarine** doit donc être prescrite à la place de l'huile de foie de morue, et son prix modique la met à la portée de toutes les bourses; c'est un *fortifiant* et un *dépuratif*.

Mode d'emploi

L'**Algarine** s'emploie à la dose d'une à deux cuillerées à café, à chaque repas, dissoute dans de l'eau, ou prise en nature comme du sucre en poudre.

Sur avis du médecin, l'**Algarine** peut être prise à dose plus élevée.

Prix du flacon : **2** fr. **50**

SE TROUVE DANS TOUTES LES PHARMACIES

Vente en Gros :

Pharmacie MORIDE

2, Rue de la Tacherie. — PARIS

MALADIES DE PEAU

LEUR GUÉRISON PAR LE PELLISÉOL

Les personnes atteintes de maladies de peau savent combien il est difficile de guérir ces affections, sans user de remèdes d'un emploi délicat, désagréable et souvent dangereux.

Délicat parce que les substances usitées dans la pratique dermatologique doivent être appliquées avec le plus grand soin sur les parties malades. Un usage immodéré de pommades ou de lotions irrite la peau et augmente les lésions au lieu de les réduire ou de les faire disparaître.

Désagréable parce que les médicaments employés exhalent le plus souvent une odeur répugnante, tachent le linge, et font du malade un objet de répulsion pour son entourage, ou bien encore parce que ces remèdes ont une couleur apparente qui attire l'attention.

Dangereux parce que la plupart des substances antidermatiques peuvent intoxiquer les malades, ou amener de graves perturbations dans tout leur organisme, en particulier sur le rein qui élimine les poisons.

Quant aux médicaments qui ne sont pas dangereux à manier, qui ne tachent pas et qui sont inodores, leur action est ordinairement très faible et donne surtout aux patients un repos moral plutôt qu'une guérison à bref délai.

Tous ces motifs incitent la plupart des malades à ne pas se soigner et à laisser augmenter leur mal chaque jour.

C'est pour remédier à ces divers inconvénients que nous avons introduit en thérapeutique une nouvelle pommade antidermatique qui ne présente aucun des inconvénients précédents.

Le **Pelliséol** est une pommade à base de corps dérivés du tannin et de substances végétales d'une efficacité réelle dans toutes les affections du derme. Les produits renfermés dans le **Pelliséol** sont d'une pureté absolue et donnent ainsi le maximum de sécurité ; ils ne sont ni irritants, ni toxiques.

Le **Pelliséol** *guérit ou améliore très rapidement toutes les maladies de peau, notamment les affections suivantes : Dartres, Boutons, Rougeurs, Démangeaisons* (Prurit et Prurigo), *Eczémas* (simples, aigus, chroniques), *Maladies du Cuir chevelu et Pellicules, Acné, Eruptions de chaleur, Erythèmes, Gourme, Impetigo, Ecthyma, Psoriasis, Pityriasis, Trichophities* (Teignes et Sycosis), *Pelade, etc.*

Traitement Externe.

Les personnes qui voudront utiliser le **Pelliséol** devront se conformer, pour le traitement de leurs dermatoses, aux indications suivantes :

1° Appliquer le **Pelliséol** sur les lésions et frictionner légèrement pendant huit à dix secondes ;

2° Quand il y a des croûtes, les faire tomber par des cataplasmes ou des lotions émollientes (camomille, racine d'aunée, sureau, guimauve, etc.) ;

3° Toutes les fois qu'il y a excoriations ou plaies, pratiquer des lotions émollientes, puis saupoudrer d'amidon ; quelques jours après, mélange de **Pelliséol** et de vaseline, puis **Pelliséol** pur ;

4° *Employer pour les enfants le* **Pelliséol** *mélangé par moitié de vaseline stérilisée ou boriquée, sauf dans les cas tenaces et rebelles.*

N. B. — Ne pas s'étonner des poussées nouvelles qui peuvent apparaître par l'emploi de notre pommade dans certaines maladies (en particulier dans le psoriasis) et qui sont le plus souvent un indice de guérison prochaine. Suspendre le traitement et appliquer de la vaseline, puis reprendre le Pelliséol.

Traitement interne.

Les personnes qui emploieront le **Pelliséol** se trouveront bien de suivre le traitement interne suivant :

S'abstenir de mets irritants et épicés, ne pas manger de conserves, charcuterie, poissons, coquillages, crustacés, gibiers, truffes, fromages fermentés, tomates, choux, oseille ou fraises.

Se nourrir de viandes grillées ou rôties, de légumes verts et de fruits cuits.

Le thé, le café seront interdits dans les formes graves, et dans tous les cas ne devront être employés que d'une manière modérée. *L'alcool devra être rigoureusement proscrit.*

Quant aux boissons dites hygiéniques, vin, bière, cidre, etc., il faudra les couper d'eau, de préférence d'eau légèrement bicarbonatée (eau de Vichy, Vals, etc.).

L'usage du lait donnera les meilleurs resultats.

Les garde-robes seront régularisées par des lavements ou, chaque mois, par de légers purgatifs. Enfin on prendra, deux fois par semaine, un grand bain amidonné, d'une demi-heure. Une vie calme et paisible, exempte autant que possible d'excès de toute sorte, physiques et moraux, sera le complément le meilleur du précédent régime.

Dans la plus grande majorité des cas, les malades pourront ajouter avec succès à ces traitements : externe (**Pelliséol**) et interne

(Régime), l'usage d'un dépuratif énergique et régénérateur : *Vin de Moride* ou *Algarine Nyrdahl*.

En résumé, le **Pelliséol** est la pommade de choix qu'il convient d'employer dans toutes les affections de la peau pour les raisons suivantes :

Le **Pelliséol** *n'a pas d'odeur désagréable et même est légèrement parfumé.*

Le **Pelliséol** *ne tache pas le linge.*

Le **Pelliséol** *n'est pas irritant.*

Le **Pelliséol** *n'est pas toxique.*

Enfin, et surtout le **Pelliséol** *guérit ou améliore rapidement toutes les maladies de peau.*

LE POT : **2** FR. **50**, FRANCO

Conserver autant que possible le PELLISÉOL à une température modérée et à l'abri de la lumière

---

Le PELLISÉOL se trouve dans les bonnes Pharmacies de France et de l'Étranger

---

VENTE EN GROS :

Pharmacie MORIDE, 2, Rue de la Tacherie

PARIS

VIN RÉPARATEUR DE GOUROU

Ce vin a pour base le **COCA** et la **NOIX DE KOLA**, associés aux trois quinquinas et au fer.

Le **COCA** (Erythroxylon Coca) est stomachique, calmant et nutritif tout à la fois; il prévient l'oppression. Son usage, très fréquent en Bolivie, au Pérou et au Mexique, s'est généralement répandu en Europe depuis une dizaine d'années.

La **NOIX DE KOLA** (Sterculia acuminata) présente, dans l'Afrique Centrale et dans l'Afrique Occidentale, les mêmes propriétés toniques que le **Coca** dans le Nouveau-Monde. C'est de plus un aliment d'épargne. Les Indigènes, qui ont reconnu et utilisé depuis longtemps sa grande puissance hygiénique et thérapeutique, lui attribuent une origine divine et l'offrent comme présent précieux dans les circonstances solennelles.

Le **Coca** et la **Noix de Kola** sont unis au fer et aux principes les plus actifs des trois quinquinas, par l'entremise d'un Vin d'Espagne spécial, particulièrement généreux.

Ces divers Médicaments, dont la remarquable action thérapeutique est appliquée par nos médecins les plus autorisés, constituent, par leur association, un **Vin toni-nutritif, réparateur et fébrifuge** d'une puissance complète et d'une valeur bien supérieure à tous les reconstituants employés jusqu'ici.

LE VIN RÉPARATEUR DE GOUROU s'adresse à toutes les personnes fatiguées ou affaiblies, soit par l'âge, soit par la maladie, soit par le travail.

Il facilite merveilleusement la convalescence et, sous sa précieuse influence, l'organisme le plus débilité ne tarde pas à reprendre toute sa vigueur originelle.

La dose habituelle est de trois à quatre verres à liqueur par jour après ou entre les repas. Cette dose peut être doublée par le médecin traitant, surtout si celui-ci désire utiliser les propriétés fébrifuges du vin.

Le flacon d'un litre : **6 fr.** *(franco)*

DÉPÔT GÉNÉRAL :

MORIDE et Cie, 2, rue de la Tacherie, PARIS

POUDRES DE VIANDE MORIDE

Pour l'Alimentation forcée

(BREVETÉS S. G. D. G.)

Depuis longtemps, les médecins recherchent un moyen pratique de nourrir les malades qui ne peuvent supporter les aliments préparés par les méthodes ordinaires ; jusqu'ici on a dû se borner à l'emploi des jus, des extraits de viande ou de la viande crue hachée ; mais ces préparations répugnent aux malades et ont souvent l'inconvénient d'être trop excitantes.

Pour parer à ces difficultés, on prépare avec des viandes de choix, par des procédés brevetés, des *poudres de viande impalpables*, sous un petit volume, représentant plus de cinq fois la valeur nutritive de la viande de bœuf.

Dans plusieurs de ses réunions, la Société des Hôpitaux a appelé l'attention des savants sur les heureux résultats obtenus par *l'alimentation forcée* au moyen de la *poudre de viande*. Tous les sujets auxquels on a appliqué cette méthode d'alimentation en ont retiré d'excellents résultats et ont engraissé très rapidement et d'une façon remarquable.

La **Poudre de Viande Moride** n'est pas cuite ; elle n'a ni odeur, ni saveur, et est digérée beaucoup plus facilement que la viande fraîche. Elle se conserve indéfiniment à l'abri de l'humidité.

De si précieuses qualités rendent son emploi très facile et très efficace pour les malades qui, tout en ayant besoin de se nourrir, ont de la répugnance pour les aliments ou digèrent avec difficulté.

Elle est surtout recommandée pour l'alimentation des *anémiques* dont elle répare rapidement les forces. On peut mêler avec la poudre de viande tous les médicaments tels que les peptone, pepsine, phosphate de chaux, etc. réclamés par l'état du malade.

Les **Poudres de Viande** ont été inventées par M. Moride, qui est le seul breveté pour leur préparation.

Mode d'emploi de la poudre de viande

Délayez la poudre de viande dans du bouillon, du lait, du café, du vin ou de l'eau, agitez pour maintenir la poudre en suspension et avalez rapidement. Les poudres peuvent s'administrer aussi au moyen de la sonde œsophagienne ; elles sont de préférence mieux supportées après une ébullition plus ou moins prolongée dans l'eau.

Doses

Poudre de viande... 40 à 50 grammes par jour

PRIX DES PRODUITS ALIMENTAIRES MORIDE

Poudre de filet de bœuf, la boîte 250 gr......... 5 francs
Poudre de viande pure, la boîte 250 gr.......... 3 francs

Dépôt : PHARMACIE MORIDE

2, Rue de la Tacherie, PARIS

DRAGÉES DE RUIZIA ANTICATARRHALES

Les **Dragées de Ruizia**, tribalsamiques à l'Eucalyptus, constituent un des meilleurs médicaments composés destinés au traitement des affections des voies respiratoires.

Dans la composition de ces Dragées, on trouve, associés dans des proportions dosées rigoureusement :

1° Les balsamiques les plus précieux, tels que le benjoin, le baume des Indes et le baume d'Amérique, excellents stimulants des bronches ;

2° La créosote, formée essentiellement du goudron de hêtre, dont les propriétés curatives ont été reconnues et mises à profit depuis la plus haute antiquité ;

3° L'Eucalyptus Globulus dont le succès a toujours été remarquable dans la médication anticatarrhale bronchique ;

4° Un très puissant tonique amer aromatique : le Boldea.

Ces divers médicaments sont prescrits journellement par les sommités médicales les plus renommées qui en obtiennent les meilleurs résultats.

Leur union, sous forme de dragées, produit un soulagement presque immédiat dans les affections aiguës (rhumes, bronchites, etc.) ; mais leur effet se fait sentir, non moins heureusement, lorsque la crise grave étant conjurée, les organes respiratoires encore affaiblis, ont besoin de stimulants actifs pour revenir à toute leur vitalité antérieure.

Si l'atteinte bronchique a été légère, il suffira de prendre des **Dragées de Ruizia** pendant quelques semaines pour éviter toute rechute sérieuse.

Il est indispensable que les divers médicaments dont nous venons de parler soient associés sous la forme de dragées. C'est la seule forme médicamenteuse qui puisse assurer complètement la conservation indéfinie de l'action thérapeutique recherchée en plaçant les principes actifs à l'abri du contact altérant de l'air atmosphérique.

Les **Dragées de Ruizia** doivent être prises à la dose de 4 par jour ; deux dans la matinée au moins une heure avant le repas de midi et deux dans la soirée une heure et demie après le repas du soir. Ce nombre peut être augmenté sur prescription médicale.

Prix du flacon de 100 dragées de Ruizia : 5 francs

DÉPOT GÉNÉRAL :

MORIDE & Cie, 2, Rue de la Tacherie, PARIS

PILULES FERRO-MIELLITIQUES

DE

ED. MORIDE

PHARMACIEN DE 1re CLASSE, LAURÉAT DE L'INSTITUT

PARIS

Depuis les temps les plus reculés, les ferrugineux ont été employés avec succès contre l'anémie, cette maladie si fréquente aujourd'hui qui provient de la pauvreté du sang et qui est occasionnée par l'excès de travail, par le manque d'exercice et surtout par l'existence dans les grandes villes, loin du soleil et du grand air. Autrefois, les ferrugineux les plus en usage étaient les eaux ferrées, la limaille et les oxydes rouges et noirs de fer, connus sous les noms vulgaires de safran de Mars et d'Ethiops martial. Toutes ces substances, de composition simple, donnaient de bons résultats, quoique agissant très lentement, et amenaient généralement la reconstitution rapide de l'organisme.

De notre temps, on les a délaissées et on a malheureusement trop souvent donné la préférence a de nombreuses préparations de sels de fer plus ou moins acides, plus ou moins compliquées, et dont presque toutes ont le désagrément de constiper très souvent les malades, de n'être pas facilement supportées par l'estomac, de noircir les dents, d'avoir une saveur désagréable et enfin, et surtout, de fatiguer et de surexciter l'estomac et les autres voies digestives.

Ce sont tous ces motifs qui nous ont porté à préparer nos **Pilules Ferro-Miellitiques** à base de fer réduit et de rhubarbe; enrobées dans du miel et recouvertes d'une légère couche protectrice de sucre et d'argent, ces pilules ne s'altèrent jamais ; elles renferment la préparation de fer par excellence la plus simple et la plus assimilable, c'est-à-dire le fer lui-même, à un état de division si extrême et de pureté si absolue qu'il est absorbé directement par l'organisme sous forme de sel organique en neutralisant les acides libres toujours en excès dans le suc digestif. Les **Pilules Ferro-Miellitiques** facilitent la digestion et produisent des effets rapides ; elles sont toujours molles ; elles n'ont ni mauvais goût, ni odeur désagréable ; elles n'occasionnent pas de maux d'estomac ; elles absorbent les gaz et enfin facilitent les excrétions tout en aidant à la reproduction des globules rouges du sang.

Mode d'emploi

Les médecins recommandent aux malades de prendre ces pilules *à la dose de deux à quatre à la fois, au milieu de chaque repas.*

Les **Pilules Ferro-Miellitiques** sont surtout préconisées dans les cas *d'anémie, de chlorose*, de *lymphatisme*, et dans les maladies qui proviennent de la faiblesse ou de l'altération du sang.

Prix : **2 fr.** *(franco)*

DÉPOT GÉNÉRAL POUR LA VENTE EN GROS

MORIDE & Cie

2, Rue de la Tacherie, 2, PARIS

ARGENT NYRDAHL

Argent soluble Colloïdal

Les nombreux essais faits depuis dix ans, sur l'emploi en thérapeutique de l'argent et de ses composés, tant sous forme de sels (lactate, citrate, etc.) qu'à l'état métallique, ont montré que ce métal possédait de puissantes propriétés antiseptiques. Mais ce n'est que depuis qu'on a songé à utiliser en médecine la découverte du chimiste américain Carea Lea, d'une variété d'argent allotropique, *argent colloïdal soluble,* que les expériences sur ce nouvel agent thérapeutique se sont généralisées, et qu'on a pu constater les résultats réellement extraordinaires obtenus à l'aide de cette nouvelle médication.

Nous ne pouvons pas relater ici toutes les communications faites sur ce sujet dans les divers journaux ; elles sont bien connues aujourd'hui de tous les médecins. Nous nous contenterons de rappeler que l'argent colloïdal employé, soit en injections hypodermiques, soit mieux et le plus souvent en frictions, sous forme de pommade, est absorbé facilement par l'organisme et qu'il paraît y agir *comme un véritable ferment susceptible de détruire tous les principes morbides.*

On peut dire que l'argent soluble exerce une action favorable bien établie dans beaucoup de maladies et qu'il convient d'utiliser ses propriétés, surtout lorsqu'il s'agit d'*affections microbiennes et infectieuses, telles* que : *furoncles, abcès, phlegmons, gangrènes, adénite, lymphangites.*

Sont également justiciables de ce même traitement : la grippe, la fièvre typhoïde, la bronchite, la tuberculose, la méningite, la dyphtérie, la pneumonie, la pleurésie, l'endocardite, la péricardite, la rougeole, la scarlatine, le rhumatisme articulaire, le purpura, les oreillons, la fièvre puerpérale, la septicémie, le charbon.

Dans la plupart des cas, l'action de ce médicament se traduit par des modifications profondes de l'état général : abaissement de température, retour des forces et du sommeil, diminution de l'abattement, du caractère infectant, de l'état typhoïde, sensation de bien-être, appétit, soif, diurèse. Durée de la maladie abrégée, convalescence plus courte, complications plus rares.

Il est bon d'ajouter que l'argent soluble est éliminé assez rapidement de l'organisme pour qu'il puisse, dans tous les cas, être considéré *comme un médicament absolument inoffensif.*

Titrage

Sous le nom d'*Argent Nyrdahl,* nous préparons une pommade rigoureusement dosée et contenant 15 % d'argent colloïdal soluble, chimiquement pur, obtenu soigneusement, dans nos laboratoires, par les procédés les plus perfectionnés.

Mode d'emploi

Sauf avis contraire du médecin, faire une friction de 15 à 20 minutes, au niveau de la partie malade ou dans une région riche en vaisseaux lymphatiques (aine, aisselle), avec un gramme de pommade environ, pour les enfants, et deux à trois grammes, pour les adolescents et les adultes, après avoir soigneusement nettoyé la surface de la peau. Répéter ces frictions tous les deux ou trois jours. Pour obtenir le poids de 1 gr. de pommade, presser le tube pour en faire sortir un cylindre de dix centimètres environ de longueur.

L'assimilation de l'argent se perçoit facilement, au bout de 5 à 6 heures, par l'apparition d'un goût métallique très prononcé.

Le tube de pommade. Prix : **3** fr. *(franco)*
(Contenance : 15 grammes)

Pharmacie MORIDE, 2, rue de la Tacherie. — Paris

TABLE ALPHABÉTIQUE

DES

SPÉCIALITÉS

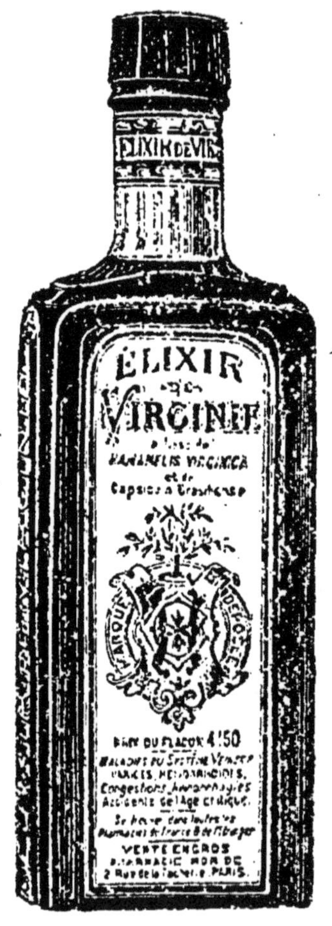
ÉLIXIR
VIRGINIE
PRIX DU FLACON 4f50
VENTE EN GROS

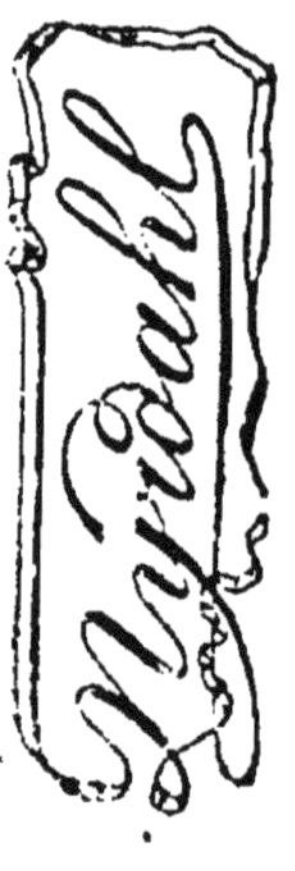

Sens. — Société nouvelle de l'Imprimerie Miriam.

Reliure serrée

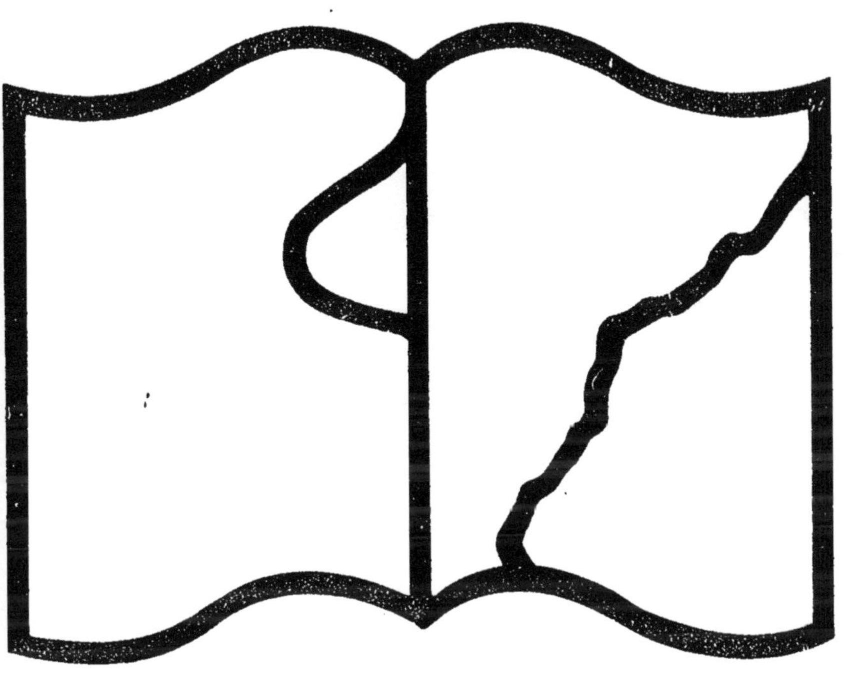

Texte détérioré — reliure défectueuse

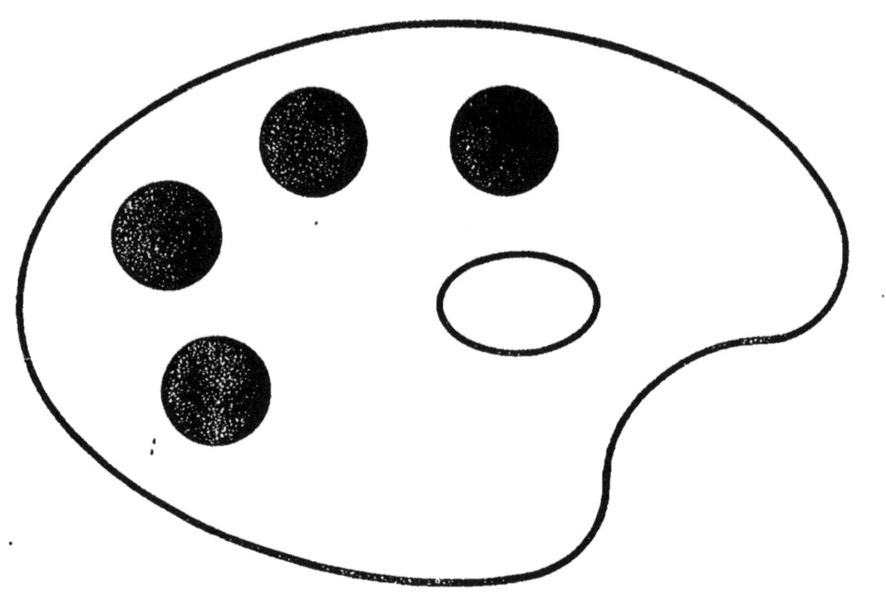

www.ingramcontent.com/pod-product-compliance
Ingram Content Group UK Ltd.
Pitfield, Milton Keynes, MK11 3LW, UK
UKHW020439200726
13857UKWH00002B/491